膝骨关节炎
病因学

高金亮 ◎ 著

XIGUGUANJIEYAN

BINGYINXUE

济南出版社

图书在版编目（CIP）数据

膝骨关节炎病因学 / 高金亮著 . -- 济南：济南出版社，2025.3. -- ISBN 978-7-5488-7146-0

Ⅰ . R684.3

中国国家版本馆 CIP 数据核字第 20253XW036 号

膝骨关节炎病因学

XIGUGUANJIEYAN BINGYINXUE

高金亮　著

出 版 人　谢金岭

责任编辑　林小溪

装帧设计　王　焱

出版发行　济南出版社

地　　址　山东省济南市二环南路 1 号（250002）

总 编 室　0531-86131715

印　　刷　济南鲁艺彩印有限公司

版　　次　2025 年 4 月第 1 版

印　　次　2025 年 4 月第 1 次印刷

开　　本　165mm×235mm　16 开

印　　张　9

字　　数　82 千字

书　　号　ISBN 978-7-5488-7146-0

定　　价　49.00 元

如有印装质量问题 请与出版社出版部联系调换

电话：0531-86131736

自序

　　我小时候是个不爱说话的孩子，据说经常发呆，上学后学习却很好，学习对我来说并不辛苦，总感觉自然界的未解问题很多。尤其是上高中以后，和其他同学一样，我也立志成为一名科学家，为祖国做出自己的贡献。

　　在填报大学志愿的时候，我莫名地低热、咳嗽，一周后还不好。于是，在同学的陪同下，我去了县医院门诊看病。检查做完后，大夫给我开了两种药。我吃了一个星期，感觉没有力气，病情没有减轻，反而加重了。老师联系了家长，我便被父母接回家治病。父亲带我到邻村的一家诊所，一位中年医师给我开了七服中药。回家后，在父母的照顾下，我的病情明显好转，又吃了七服，病就完全好了。

　　这次生病和就医的经历，让我对自己的病情感到很困惑，于是我萌生了亲自探索疾病的想法。如是，我放弃了以前向往的志愿，报考了医学院。在第一志愿落选后，我被南京铁道医学院录取，在南京开始了自己的学医生涯。

　　在大学期间，首次接触医学知识的我，感性地认识到学习医学的特殊性，感觉与自己学习数学的方法不一致，这让我对医学充满兴趣。利用课余时间，我在图书馆阅读了一些中医学知识和其他自然科学书籍，并以较优异的成绩顺利毕业，来到济南工作。

在工作中，我热心对待学习，虚心对待同事，真心对待患者，抱着热诚之心在医学的道路上努力拼搏，为了亲人、朋友的健康，积极探索各种常见疾病的治疗。尤其是在父亲患肺癌之后，我一边陪着父亲去肿瘤医院治疗，一边工作学习，这让我对一些疾病的致病原因、治疗方法及效果有了初步的认识和想法。在治疗两年后，父亲终因癌细胞转移而离世。父亲的去世对我影响很大，让我有了切实而远大的目标，那就是：研究疾病，研究疾病的致病原因及机理，从而更好地治疗疾病，为国人的健康做出贡献。如是我努力学习，两年后考上了山东大学的研究生。

在研究生学习期间，在我的导师孙刚教授的悉心指导和热情照顾下，在其他教授的栽培和关心及同学和护理人员的帮助和支持下，我对创伤医学有了全面的了解，完成了关于髋臼骨折手术治疗的毕业论文，并通过答辩，顺利毕业。

毕业后，我来到现在的医院从事骨科临床工作，在董建文主任的指导和支持下，开始了关节专业方面的研究和临床救治工作。这期间我到齐鲁医院学习，在李建民导师的指导下，从事骨肿瘤专业的工作，并尝试探讨骨肉瘤的病因学。由于工作中接触此类病人不多，我没有完成骨肉瘤病因学的研究，又因为博士研究生答辩所需要的论文没有及时发表，没能获得博士学位。但这并没有影响我对病因学研究的热情。随着病例的增加，经验的积累，我慢慢形成了一套自己对医学的认识。

首先，医学是哲学的一部分。每位医生究其一生获得的认识是各不相同的，这是因为各自的哲学基础不一样。当然，没有丰富的哲学知识，不一定会阻碍一个医生从事临床工作，也不一定阻碍他获得进步，但是每个人都会根据自己的哲学认知理解医学，获得医学知识的某一个方面，虽然有偏颇，但都是正确的。因此，医学的传承和接受是以哲学为前提的。

其次，医学是科学的一部分。科学是有限的、有条件的，是有错误的或需要改正的。我从青年大夫，到现在工作了30多年，很多当时认为科学的医学知识都被证明是错误的，比如胃大部切除术治疗十二指肠溃疡等。因此，医学是进步与传承的结果。

最后，医学是心理学的一部分。心态对个体的影响是有差异的，因此会出现不同的治疗效果。临床上有很多典型案例证实，心理对机体的影响非常大，而心理学与神经病学研究相关联，因此，神经病理学的知识对疾病的发生、发展及预后非常重要，要重视神经在疾病中的作用。

正是这些宏观思考，提高了我对临床常见疾病的认识高度，也指导我开展对膝骨关节炎病因学的研究。

期望我的研究和认识对同道有所启发，期望我的病因学基础理论被青年大夫所认可，期望我的实践成果对保守治疗膝骨关节炎有所帮助。

目 录
CONTENTS

绪　论

任何疾病都是有病因的，根据病因制订治疗方案才能获得最好的治疗效果。

目前，临床上多数疾病存在病因不明的情况，比如膝骨关节炎（knee osteoarthritis，简称KOA）。KOA是中老年人的常见病、多发病，以膝关节疼痛、活动受限、关节肿胀及畸形为主要临床表现，分为继发性骨关节炎和原发性骨关节炎。目前，对原发性骨关节炎在病因学上的认识不统一，教材上关于KOA病因学方面的描述多是病因不明的疾病。

随着近些年研究的不断深入，尤其是运动医学的发展、关节镜技术及磁共振成像（MRI）检查方法的普及，医学界认为KOA的发病是多因素造成的，除增龄、磨损及肥胖外，还有生化、遗传等因素，均可抑制软骨基质蛋白多糖合成，促进蛋白多糖、透明质酸和胶原的降解。另外，细胞因子、生长因子、免疫因素等都可能与KOA的发病有关，但是，具体可控的致病因素及对致病因素的干预方法没有统一认识。

目前，临床上对膝骨关节炎的治疗方法虽多，但除手术外，基本上都是以缓解症状、改善膝关节活动功能为主。膝骨关节炎虽没有特征性的致病因素，但它是有病因的，是多因素致病的，各种致病因素协同或累加才导致膝骨关节炎的发生和恶化。研究其可控的致病因素，并采取合理的干预方法，才是提高膝骨关节炎治疗效果的关键。为了认识其致病因素，首先要明确膝骨关节炎的生理和病理基础。

第一章

膝骨关节炎病因学研究的
生理及病理基础

第一节　病因的概念

病因，简单地说，就是导致疾病发生的原因。医学百科将其定义为，作用于机体的众多因素中能够引起疾病并赋予该疾病特征性的因素。显然，所谓的特征性因素在传染病认识中是有意义的，但是很多疾病不像传染病那样发生和发展，比如膝骨关节炎等，这些疾病虽然没有特征性的致病因素，但也有病因，是多因素致病的，各种致病因素协同或累加才导致疾病的发生和发展。

传染病，比如获得性免疫缺陷综合征（AIDS），也是多因素致病的，患者接触病毒后，在机体局部有损伤或全身免疫力低下等因素的作用下，才发展为AIDS，否则，没有其他致病因素，比如没有局部黏膜损伤或结构异常，免疫力正常，可能就不会发展为AIDS。

因此，多因素协同致病论是我们研究膝骨关节炎病因学的基础。

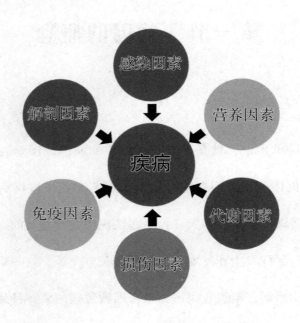

图 1　多致病因素

第二节 器官的概念

膝关节作为全身最大的运动关节，有自己的血供、神经和淋巴系统。受全身因素的影响，它不仅有自己的局部解剖特点，也像其他器官一样，会发生供血及神经营养障碍等问题。因此，膝关节也像心脑等器官一样，会随着年龄增加出现功能下降的现象，在局部发生损害的情况下，也会出现代偿性改变。膝关节的退变和脑功能的退变是相似的，都有血运及动脉硬化的因素。

骨关节炎和其他疾病一样有普遍性的致病因素，也有自己特有的致病因素。明确膝关节是运动器官的概念，正是我们研究膝骨关节炎的思想基础。

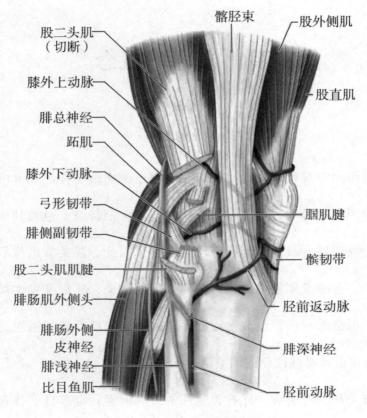

股二头肌
（切断）

髂胫束

股外侧肌

膝外上动脉

股直肌

腓总神经

跖肌

膝外下动脉

弓形韧带

腓侧副韧带

腘肌腱

股二头肌肌腱

髌韧带

腓肠肌外侧头

胫前返动脉

腓肠外侧
皮神经

腓深神经

腓浅神经

比目鱼肌

胫前动脉

图 2 膝关节结构图

第三节　病程的概念

病程，指病情发展的过程，膝骨关节炎的病程有自己的特点和规律，可以分为早期、进展期、恢复期、复发期、终末期五个阶段。

病程早期，没有典型骨关节炎的症状和体征，因此这时期病人多被诊断为非典型性滑膜炎。作者在2013年发表的《非典型性滑膜炎的诊断与治疗》一文中，就提出了非典型性滑膜炎可能是膝骨关节炎的早期表现的观点。

进展期有典型的骨关节炎症状和体征，病变的范围和关节破坏的程度决定了患者的临床症状和体征差别。此阶段是症状最明显，也是炎症处于病程曲线平台最高点的时候。处在这个阶段的病人主要是膝关节疼痛，根据疼痛范围和炎症程度，作者将疼痛主要分为四级。1级疼痛，即下蹲时才出现疼痛。疼痛来源于髌股关节的挤压，只有下蹲

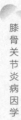

时，也就是压力最大时才出现疼痛，提示病变轻且范围小（不累及胫股关节），多出现于年轻的病人，属于炎症病变早期，保守治疗效果好。2级疼痛，即上下楼梯时疼痛，当然也有下蹲疼痛。此阶段病变范围扩大，累及胫股关节。部分病人有上下楼梯疼痛的差别：上楼梯疼痛重而下楼梯疼痛轻，提示胫骨平台磨损部位偏前、患者的负重中心偏前；上楼梯疼痛轻而下楼梯疼痛重，提示胫骨平台磨损部位偏后、患者的负重中心偏后。这种上下楼梯出现疼痛的差异性，可以通过手术时观察磨损的胫骨关节面得到验证。偏前或偏后的重心差异在行全膝置换时需要考虑，给予适当调节。3级疼痛，指的是走平路时疼痛，上下楼梯也疼痛，不能下蹲。此时期病变范围大且严重，可能伴有功能障碍和肿胀明显等体征。4级疼痛，即卧床疼痛，走路疼痛加剧，不能上下楼梯、下蹲等。这是最严重的病变。

恢复期是炎症的吸收过程和钙化过程。炎症的吸收过程是所有疾病愈合或修复的必然过程。钙化是膝骨关节炎的典型变化。患有膝骨关节炎的病人都有典型的骨质增生，这种骨质增生就是炎症钙化的结果。作者在临床工作中发现，有的病人钙化特别明显，有的病人钙化轻，这种差异值得临床医师进一步研究。

复发期是指在膝骨关节炎基础上，疾病又出现进展的过程。这种病情反复发作的过程也是膝骨关节炎的典型特点。

终末期是指膝骨关节炎反复发作进展到后期的状态，此时无菌性炎症可能不重，但膝关节损坏已经很重，这是保守治疗的最终结果。处于终末期的关节表现为功能差、代偿力差，需要行膝关节假体置换或其他手术治疗。

这种病程分期是以炎症的转归及复发为基础的，其中炎症的转归符合反S曲线，这与人体内发生的生化反应有关。病程曲线大体分为早期、快速恢复期、慢性恢复期（平台期），也可以分为急性期和慢性期。因此基于炎症病程分期的膝骨关节炎可以分为急性期和慢性期。急性期表现为典型骨关节炎，可以根据疼痛的分级来判断病变的范围和严重程度。慢性期是炎症的吸收和钙化阶段，处于炎症恢复曲线的平台期，不仅治疗效果差，甚至还会出现病情的复发。疾病复发后改

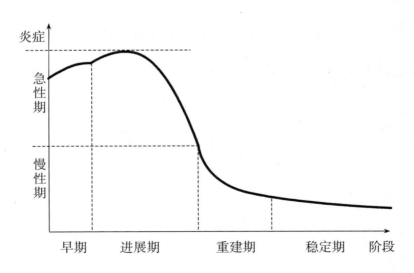

图 3　炎症的简单病程曲线图

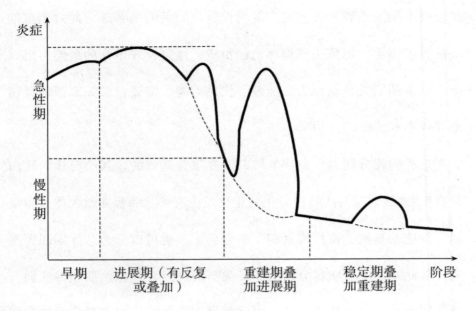

图 4 炎症复发的病程曲线

变了炎症简单恢复的过程，表现为典型的反S曲线。

　　这种病程曲线可以帮助理解不同病程阶段需采取的治疗方法和治疗效果的差异。病程阶段的概念可以帮助我们理解膝骨关节炎的病因学及病程机理。

第四节　疼痛的机理及分类

疼痛是机体对伤害性刺激的不适感觉和反应。因此，疼痛首先是中枢神经感知的结果，是一种主观的感觉。其次，疼痛也与伤害性刺激的发生部位有关。这两者都是以解剖学为基础的。临床上对疼痛的分类依据很多，主要以临床表现为主，比如时间、强度、部位等。

以四肢疼痛为例，按照受刺激的神经末梢的发生部位不同，可分为浅感觉神经末梢刺激性疼痛（Ⅰ型疼痛）、深感觉神经末梢刺激性疼痛（Ⅱ型疼痛）和中枢性反射性疼痛（Ⅲ型疼痛），这三种疼痛要与黏膜及内脏受刺激的内脏疼痛区分开来。

Ⅰ型疼痛是刺激作用于皮肤的浅感觉神经末梢，疼痛定位准确，局部压痛明显，可以观察到明确的病理变化，比如皮疹、充血的皮肤或皮肤裂伤。

Ⅱ型疼痛是关节和肌肉组织内深感觉神经末梢受刺激，活动初期疼痛明显，活动后疼痛耐受性提高，主观感觉疼痛减轻，但进一步活动后，由于关节炎症加重，自觉疼痛又加重。这种疼痛变化被形象地称为波浪式疼痛，多提示关节或肌肉组织疼痛。其特点为疼痛定位准确、深部压痛点明显、疼痛现象呈波浪式，局部皮肤多看不到明确的病理改变，如充血等。

Ⅲ型疼痛是椎管内的中枢神经（次级中枢）受到刺激后，大脑的中枢神经感知传导的信号。这个信号定位于次级中枢神经的支配区，因此这种疼痛属于反射性疼痛（中枢性神经刺激造成感知误差），原始刺激发生于椎管内的中枢神经部位，比如神经根的刺激。

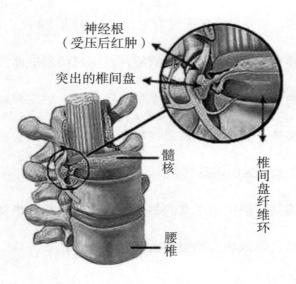

神经根
（受压后红肿）

突出的椎间盘

髓核

椎间盘纤维环

腰椎

图 5　中枢性疼痛刺激

这种中枢性神经刺激性疼痛的典型特点是：疼痛定位不准确，无明显局部压痛点，四肢远端的挤压无明显疼痛加重。它也有皮肤反射性疼痛（反射至浅感觉神经末梢）和关节肌肉反射性疼痛（反射至深感觉神经末梢）的差别。皮肤反射性疼痛表现为皮肤的隐痛和痛觉过敏，这两者的差别是反射性疼痛由轻到重。而神经根受压出现的关节肌肉深感觉异常表现为肌肉持续疼痛或间歇性疼痛，是中枢部位的疼痛刺激被大脑定位于肌肉和关节受刺激的结果。

明确上述几种疼痛，尤其是Ⅱ型和Ⅲ型的区别，对我们认识膝骨关节炎和腰椎间盘突出症的临床表现有重要意义。

第五节　微循环障碍的概念

目前，对膝骨关节炎的统一认识是，膝骨关节炎是无菌性炎症，也就是说渗出、变性、增生是其基本特征。但这种认识只看到了疾病的结果，没有关注疾病发展的过程，这对认识疾病的致病因素是没有帮助的。其实，无菌性炎症就是微循环障碍的结果。各种前驱的因素导致微循环的小动脉堵塞、毛细血管的直接破坏，或者因小静脉堵塞而出现局部的渗出或变性坏死，进而出现局部的无菌性炎症。因此，我们把微循环障碍作为膝骨关节炎发病的中心环节来看待。

这种微循环障碍强调由小动脉、毛细血管网、小静脉形成的微循环结构，强调这三方面的障碍既是互相影响的统一整体，也是有功能差别的个体，而这种差别会导致不同的临床结果。比如小动脉堵塞首先出现的是缺血性坏死，而小静脉堵塞的结果首先是淤血后的渗出性炎症。这两者发生的时间、出现的炎症性质都是有区别的，治疗后的反应也不一样。目前，临床上应用的血管活性药物非常多，但这些活性药物对微循环的三个部位的作用是不一样的。比如前列地尔主要作用于小动脉，钙离子拮抗剂主要作用于小静脉。由于药物作用于微循环的部位不同，临床上这些药物的治疗效果也有差别。这种现象提示我们，通过现代技术手段制备的药物，其作用是有靶点差异性的。比如，红花黄色素促进四肢肌肉、筋膜炎症的吸收，可能主要作用于四肢微循环的小静脉；银杏达莫等药物可能对脑血管微循环的小动脉起作用。药物作用的差异性在临床上表现为：骨科主要用红花类药物，

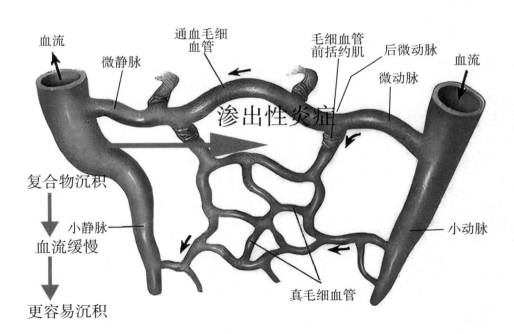

图 6　微循环障碍导致无菌性炎症

神经内科主要用银杏类药物。这种用药的差异性因疗效的不同，被有意识地区分开来，这种现象也进一步支持了现代提取药或合成药是由器官选择的这一说法。

第六节　神经的作用

　　神经通过末梢释放神经递质引起所支配区的组织迅速执行其主要功能，比如肌肉收缩、腺体分泌等，这就是神经的功能性作用。此外，神经末梢还会释放一些营养因子，调整所支配区组织的代谢活动，缓慢并且持续地影响其结构和功能状态，这就是神经的营养性作用。神经的营养性作用短暂缺失时后果并不明显，但长期的缺失或下降则导致后果严重，这种后果可以逆向判断出来。如神经被切断后，它所支配的肌肉内糖原合成减慢，蛋白质分解加速，肌肉逐渐萎缩。这种神经营养性作用下降的表现，与膝关节退变是一致的。

　　神经的功能性作用下降主要影响支配区运动协调功能，导致运动性损伤加重；而神经的营养性作用下降的影响是支配区组织退变加剧，表现为易损伤、不耐疲劳等。另外，神经还通过对血管功能的调节，来对支配区的组织结构产生影响。前面我们提到微循环障碍是无菌性炎症的中心环节，而神经又对微循环有影响，显然神经功能下降是无菌性炎症的又一前驱因素。认识神经的作用特点是研究膝骨关节炎致病因素的前提。

◎ **血管的神经支配**

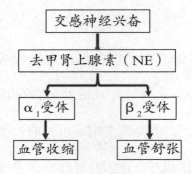

◆交感缩血管神经纤维

●分布密度

小动脉微动脉>小静脉微静脉>毛细血管前括约肌，真毛细血管无

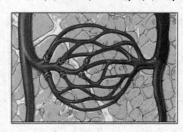

交感缩血管神经兴奋→微动脉收缩>微静脉收缩→毛细血管前阻力↑>毛细血管后阻力↑→毛细血管血压↓→组织液生成↓，重吸收↑→血容量↑

作用：自身输液

图7　神经对微循环的影响

第七节　免疫的作用

免疫对机体的影响是无时无刻不在的。作为运动器官，膝关节有一套自己的微循环结构。

免疫复合物沉积于肾脏，导致肾功能损害，出现肾炎或肾病综合征；免疫复合物沉积于膝关节，必然导致膝关节微循环障碍和炎症的发生。因此，免疫复合物沉积导致膝关节微循环障碍的病理现象是存在的，由此引起的渗出、变性、增生的典型无菌性炎症是存在的，免疫异常造成膝关节损伤是存在的。风湿性关节炎目前就被认为是典型的免疫损伤性关节炎。

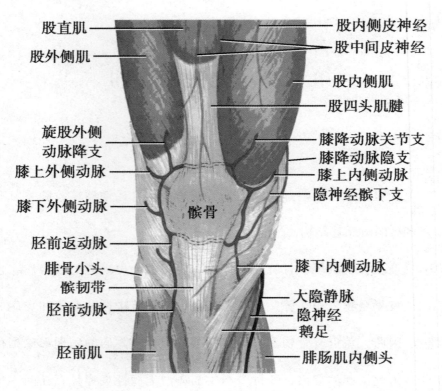

股直肌

股外侧肌

旋股外侧
动脉降支

膝上外侧动脉

膝下外侧动脉

胫前返动脉

腓骨小头

髌韧带

胫前动脉

胫前肌

股内侧皮神经

股中间皮神经

股内侧肌

股四头肌腱

膝降动脉关节支

膝降动脉隐支

膝上内侧动脉

隐神经髌下支

髌骨

膝下内侧动脉

大隐静脉

隐神经

鹅足

腓肠肌内侧头

图 8　膝关节微循环图

第八节　代谢障碍与炎症

机体代谢障碍有很多，对机体的影响也是多方面的，比如尿酸代谢障碍、糖代谢障碍等。目前，尿酸代谢障碍对关节有影响的认识是统一的，比如痛风对足跖趾关节的影响。显然，尿酸代谢障碍会通过微循环影响膝关节的机理。其他代谢障碍通过多个环节对膝关节造成损害。

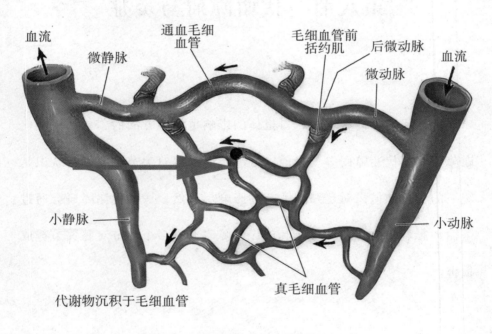

血流

微静脉

通血毛细
血管

毛细血管前
括约肌

后微动脉

微动脉

血流

小静脉

代谢物沉积于毛细血管

真毛细血管

小动脉

图 9 代谢沉积对血循环的影响

第九节 膝关节的解剖特点是膝骨关节炎发病的基础

膝关节由胫骨上端和股骨下端组成，有适应负重的结构，有助于人的站立行走。由于承担体重，膝关节明显比上肢的肘关节更容易出现骨关节炎的改变（从四肢动物的身体结构上看，肘关节和膝关节是功能结构相似的关节）。这提示负重是膝关节退变的一个因素，正是由于负重才出现膝骨关节炎内侧髁比外侧髁磨损严重的现象。这种病变的特点也解释了解剖结构的基础作用。

为适应下肢运动的需要，膝关节形成了自己特有的解剖结构，比如髌骨、髌骨支持带、髌韧带、髌韧带下脂肪垫、前交叉韧带、后交叉韧带、内侧半月板、外侧半月板、腘肌腱、内侧副韧带、外侧副韧带等，这些结构在运动中都可能发生损伤。近年来，由于关节镜技术的提高和MRI检查的普及，膝关节结构损伤会造成膝关节退变这种认知被临床大夫普遍接受。膝关节的损伤因素是膝骨关节炎的首要致病因素。创伤性关节炎的概念可以帮助我们认识这个损伤因素的作用。

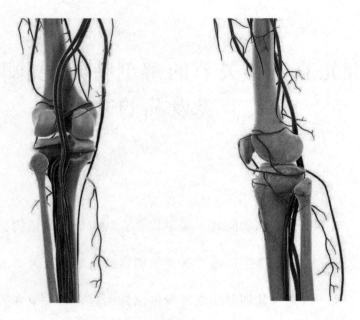

图 10　膝关节的血管网

膝关节有它特有的供血特点。其供血动脉主要有：旋股外侧动脉降支、膝降动脉分支、胫前返动脉分支，后二者相互吻合呈网状。其主要分支有：膝上外侧动脉、膝上内侧动脉、膝下外侧动脉和膝下内侧动脉。

这种相互吻合呈网状结构的血循环特点，可以帮助膝关节适应运动，不会对血流造成阻断。这种血管解剖结构会使在一根动脉出现栓塞后，一般由吻合血管来代偿。在临床上很少有人关注到膝关节的血管梗死问题，这主要是因为梗死后，即使发生了血循环异常，由于骨或韧带组织对缺血不敏感，且缺血后的坏死是慢性过程，也不会出现危及生命的后果，只出现局部炎症改变。MRI检查可以显示局部炎症、水肿改变，随后会发生骨的吸收和骨化的再替代过程，由于过程缓慢，行CT检查可能只表现为局部骨质疏松改变，但是这种骨质疏松的改变足以造成膝关节的退变，导致出现膝骨关节炎。

因此，膝关节局部血循环障碍是膝骨关节炎发生的基础和关键环节。这种微循环障碍的理论符合骨关节炎的临床表现，比如病情突然加重，可以伴有骨髓水肿等，也可以解释膝骨关节炎病人的骨囊变现象等。

第二章

膝骨关节炎的主要致病因素

第一节　腰椎间盘突出症导致的神经源性损伤是膝骨关节炎的基础病因

一、腰椎间盘突出症的概念

腰椎间盘突出症是指腰椎间盘发生退行性改变，在外力作用下，纤维环部位或全部破裂，纤维环单独或连同髓核或者软骨终板向外突出，刺激或压迫窦椎神经和神经根引起的以腰腿疼痛为主要症状的一种病变。外科学教材强调，椎间盘退变是病症的根本原因，积累损伤是主要原因，妊娠会增加椎间盘突出的风险，椎体发育异常会增加椎间盘的损害，遗传因素决定了个体差异。作者通过临床实践和研究发现，积累损伤或急性损伤是腰椎间盘突出症发生的主要原因，但是认为，腰椎间盘退变是病症根本原因的判断缺乏临床实际意义，因为它只强调了年龄因素，但年龄是不可控的。要准确认识退变的原因，需

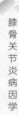

要把脊柱看作一个功能独特的器官。

脊柱是由多个功能单位组成的器官，既然是器官，就有供血的血管和功能表达的神经支配。显然，脊柱的退变与心肝肾脑等器官一样，存在血循环异常，也与全身的营养及感染因素等都有关系。这种认识可以解释临床上应用健脾补肾等中草药治疗有效的机理，对我们现在了解多种方法治疗腰椎间盘突出症是有帮助的，比如针灸、拔罐等；对我们理解强直性脊柱炎的发生、发展及预后也是有帮助的。

脊柱功能单位是指脊柱中的最小功能单元，由一对相邻的椎体、相邻的椎弓、相邻的椎间盘和相邻椎体间的关节突关节组成骨性结构，还包括周围的韧带、肌肉、血管、神经等软组织结构，这些结构共同构成脊柱的基本运动单元。

脊柱功能单位是一个三关节结构复合体，这提示我们，脊柱功能单位任何部位的损伤或改变都会影响整个结构，也就是说，椎间盘的损伤会带来关节突关节损伤；同样，关节突关节的病变也会累及椎间盘。这个三关节结构复合体的概念，不仅对我们全面理解腰椎间盘突出症、腰椎间盘退变与血循环及神经营养有意义，也是我们提出腰椎间盘突出症的病程分型的解剖学基础。而病程分型是理解腰椎间盘突出症对膝关节影响的基础。

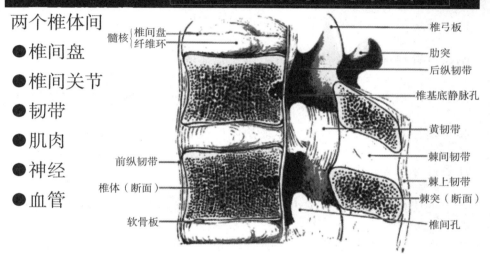

解剖学基础
脊柱功能单位
（腰椎三关节复合体）
脊柱生物力学的最小单位

两个椎体间
- 椎间盘
- 椎间关节
- 韧带
- 肌肉
- 神经
- 血管

髓核 椎间盘
纤维环

前纵韧带
椎体（断面）
软骨板

椎弓板
肋突
后纵韧带
椎基底静脉孔
黄韧带
棘间韧带
棘上韧带
棘突（断面）
椎间孔

图11　脊柱功能单位

二、腰椎间盘突出症病程分型的基础

目前，对腰椎间盘突出症的病理认识的核心是髓核的突出及转归。前者引起炎症，而转归是一个慢性炎症吸收和代偿的病理过程。由于在炎症愈合过程中可能出现新的髓核突出和病理、病程叠加现象，因此腰椎间盘突出症的症状和体征很复杂。

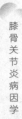

髓核的突出及转归的病程如下：

早期炎症期。目前认为髓核是免疫封闭组织，突出的髓核刺激机体免疫反应，炎症细胞聚集，表现为局部微循环障碍，出现无菌性炎症，炎症因子刺激窦椎神经可出现腰痛（感觉神经受损），前方的椎间盘破坏必然导致后方的关节突损伤，以致出现关节突周围筋膜损伤，甚至出现腰椎周围肌肉筋膜组织的无菌性炎症。这种连环损伤机制来自脊柱运动单位是三关节结构复合体的认识。这种无菌性炎症的范围可以很大，因此临床上会出现不同范围筋膜炎的表现。此期为筋膜炎期，其典型临床症状和体征是体位改变时会腰痛。这种无菌性炎症多自行缓解，因此保守治疗效果好。

进展炎症期。髓核突出进一步加重，或首次突出即突出严重或广泛损伤，刺激腰骶神经根（感觉神经和运动神经混合受损），出现神经根的微循环障碍，即神经根炎，这是进展期病理过程。此期为神经根炎期，其典型症状和体征是神经根牵拉疼痛和放射痛。这种神经根的无菌性炎症可自发缓解，因此保守治疗即可，但突出的很大的髓核会形成局部神经根压迫，形成椎管狭窄。

重建期。髓核突出导致相应节段腰椎不稳（前方不稳），必然出现后方关节突应力增加，可出现关节突关节炎。关节突的炎症愈合以钙化为最终结果，其临床表现为关节突的骨质增生、退变。骨质增生的结果是后方稳定性增加，以代偿前方不稳定变化。这个退变过程是腰椎重建稳定的过程，由于筋膜和骨质的炎症的吸收愈合时间有差别，因此这个阶段为关节突炎症的骨化愈合过程，其临床表现为关节突骨关节炎的恢复过程，这是重建期的病理过程（此时前方髓核诱导的肌筋膜炎基本消失），其典型症状和体征是波浪式疼痛，即Ⅱ型疼痛。由于已经度过急性期，关节突的炎症吸收或钙化是一个缓慢过程，此期的治疗时间长，且效果不明显。因此，采用慢性期炎症的治疗方法主要有两个方面：促进炎症吸收和促进炎症钙化。

稳定期。反复髓核突出和关节突关节的骨化可导致相应椎管狭窄、相应神经根前后压迫（此时髓核诱导的无菌性炎症已经消失），出现神经根血循环代偿能力下降及间歇性跛行现象，这是稳定期的病理过程。其典型症状和体征就是下肢的间歇性跛行现象。

稳定期是保守治疗腰椎间盘突出症的最后结果，预示着在这个阶段炎症已经完全吸收，但是存在腰椎管狭窄现象，也出现由腰椎狭窄而引起的症状和体征。在此需要强调的是，脊神经的后支受压出现的症状也表现为间歇性症状，运动后疼痛症状加重，多为隐痛，即神经末梢区域的疼痛。比如髂嵴最高点疼痛及大腿外侧疼痛。这个阶段出现症状的主要原因是神经相对缺血，也就是由于椎管内压迫，神经根血循环出现下降，不能满足运动后神经传导所需要的血供，局部神经

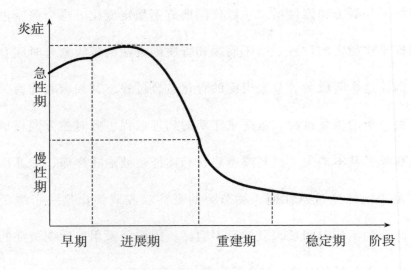

图 12　腰椎简单病程曲线

根出现血循环障碍，导致出现疼痛现象。这种疼痛属Ⅲ型疼痛，主要特点为疼痛定位不准确，无明显局部压痛点，四肢远端的挤压无明显疼痛加重，表现为下肢间歇性跛行。

　　作者刚刚接触骨科疾病时，也对腰椎间盘突出症和腰椎管狭窄症的区别及关系存有很多疑惑，曾经专门撰写了《腰椎管狭窄症的综述》，但对此形成正确认识还是主要依靠临床实践。作者曾经诊治过一位28岁的女性，病人腰痛，无下肢疼痛，特别是没有下肢间歇性跛行，但是明显有严重的L5/S1椎间盘突出和神经根受压。病人就诊时已经没有坐骨神经受刺激的急性期症状。当时，作者根据腰椎间盘突出症病程分型的认识，认为患者应该有下肢间歇性跛行现象，但是患者只有间歇性腰痛现象。这种矛盾现象一直困惑着作者。没过多久，作者又接触了一位56岁的男性，患者腰痛，并且有单侧下肢间歇性跛行和L5/S1椎间盘严重突出、神经根受压症状，诊断为椎管狭窄期（稳定期）腰椎间盘突出症，并给予对症治疗，但治疗效果不佳。作者把病人介绍到血管外科，诊断结果为下肢动脉硬化闭塞症，给予血管融通术治疗后，病情明显缓解，但是病人在复查时仍然有下肢间歇性跛行现象。

这种跛行有血管因素的认知，进一步支持了神经因素造成间歇性跛行是神经根缺血所致的判断。因此，对于腰椎间盘突出症在稳定期的病人，可以采取改善血循环的保守治疗方法，比如应用抗凝、活血药物等，这是慢性期治疗的特点。现在很多内科病人在治疗冠心病时，会出现腰椎管狭窄症状减轻的现象，这种临床现象也进一步支持了神经根缺血会造成间歇性跛行的判断，支持了骨科大夫积极采取手术方法治疗腰椎管狭窄症、解除神经压迫因素比血管因素重要的猜想。这种观点符合当代对神经作用的研究，也符合心理学的研究成果。用一句简单的话说，就是长期神经健康比血管重要，反之则急性期血管比神经重要。这种判断较符合临床疾病的认识。

由于在髓核转归过程中可能出现新的髓核突出，因此在前次髓核突出的恢复过程中可能出现病程的叠加。比如重建期出现进展期表现，如在波浪式腰痛的基础上，出现坐骨神经放射痛。此类患者我们

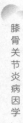

诊断为进展期（Ⅱ型），无菌炎症再次自发愈合，腰椎重建稳定，再次发展到重建期。

髓核突出后，患者在不同病程阶段就诊，自然临床表现不一样，但可根据临床表现进行病程分型，根据所处的病程阶段不同，采取的保守治疗方法有差异，治疗效果也有差别。疾病恢复曲线（病程曲线）可以进一步帮助我们理解病程分型的病理基础。

根据髓核突出至恢复每个阶段的病理特点不同，可以把临床表现复杂的病人区分为不同的病程分型，为采取不同的治疗方法提供依据，对预估治疗效果有所帮助，对准确认识腰椎间盘突出症，特别是对认识腰椎间盘突出症对膝骨关节炎的影响有意义。

三、腰椎间盘突出症对膝骨关节炎的影响

2009年，作者在完成《膝骨关节炎与腰椎间盘突出症关系的临床研究》的过程中发现，腰椎间盘突出症与膝骨关节炎有相关性，L3/4突出症与膝骨关节炎的发生有高度相关性，L3/4突出程度与膝骨关节炎的病变程度有相关性，认为 L3/4突出症是膝骨关节炎的致病因素之一。由于L3/4突出症在临床上诊断的标准及认识不统一，因此目前临床上对腰椎间盘突出症是膝骨关节炎的致病因素的认识没有被普遍接受。首先，我们要准确认识L3/4椎间盘突出症。

（一）L3/4椎间盘突出症的临床意义

在实践中，腰椎间盘突出症与膝骨关节炎常合并发生，而在理论上，只有L3/4椎间盘突出症才导致膝骨关节炎的发生，这就出现了矛盾。针对这种奇怪的现象，作者经研究认为，是源于L3/4椎间盘突出症诊断标准不统一。

L3/4椎间盘突出症是由于L3/4椎间盘突出，刺激L3或L4神经根（甚至L5、S1）而出现的临床症候群。相关文献多报道高位椎间盘突出症，偶尔提及L3/4椎间盘突出症，但对其临床特点研究得不多。L3/4椎间盘突出症会造成L3（出口根）或L4（走形根）神经根损伤，而L3神经组成腰丛，L4组成骶丛，因此其主要症状和体征有腰丛和骶丛同时受累的表现。L3/4椎间盘突出多数合并其他间隙突出（主要是L4/5），因此表现为复杂的临床症状和体征。L3/4椎间盘突出症的临床特点不被骨科大夫重视，误诊率、漏诊率高达30%～40%。近年来，随着MRI检查的普及，其确诊率明显增高。

作者研究后认为，要正确认识L3/4椎间盘突出症，必须将其区分为单纯L3/4椎间盘突出症和复杂L3/4椎间盘突出症。复杂L3/4椎间盘突出症，指合并下方节段椎间盘突出，而下方节段椎间盘突出后出现L4、L5、S1神经根炎及肌筋膜炎的症状和体征，因此其L3/4节段突出所致的症状和体征常常被忽略。因此，临床上很多复杂L3/4椎间盘突出症被诊断为非L3/4椎间盘突出症。作者进一步研究发现，要准确认识处于不同病程阶段的L3/4节段突出所致的症状和体征，才能准确诊断L3/4椎间盘突出症，以及几乎所有的腰椎间盘突出症都合并L3/4节段突出症，因此腰椎间盘突出的病人都有L3或L4神经根功能异常，而L3或L4神经根异常就会影响膝关节及周围的肌肉和韧带，出现相应支配区的神经营养障碍和协调运动下降，前者导致退变和损伤，后者导致损伤概率增加，这两个机制都会导致膝骨关节炎的发生。作者根据临床实践观察发现，初期腰椎间盘突出症多是单纯L3/4椎间盘突出症，患者病情进一步发展，出现下方椎间盘退变，恶化为复杂L3/4椎间盘突出症。在临床上，很多病人年轻时被诊断的腰肌劳损或第三腰椎横突综合征都是早期的L3/4椎间盘突出症。

（二）L3/4椎间盘突出症的主要症状和体征的病理基础

目前认为L3/4突出会造成L3或L4神经根损伤，因此 L3神经根的位置相对于其他下行神经根位置要相对固定；而硬膜内神经根为自外向内排列L4—L5—S1—骶尾神经根，由于硬膜囊宽大，所以只有L3/4椎间盘突出严重时，才出现L4神经根及以下神经根损伤。因此，单纯L3/4突出多累及L3神经根。由于病情早期症状轻，就诊病人也少，因此临床上被诊断为L3/4椎间盘突出症的病人较少。

L3神经根自硬膜囊穿出，在出椎间孔前分为前支、后支和脊膜支。前支参与腰丛形成，并发出股外侧皮神经，沿髂肌表面，自髂前上棘内侧，穿经腹股沟韧带深面至大腿外侧。因此，在临床上其感应压痛点位于髂前上棘处。股神经在腰大肌和髂肌间下行，穿腹股沟韧带中点的外侧，入股管，分支支配股四头肌、缝匠肌和耻骨肌，皮支有数条，分布于大腿和膝关节的前侧、内侧及小腿内侧。因此，临床上有膝关节上方疼痛或压痛。

后支分出后向后绕过关节突，经横突之间进入脊柱的后外侧，分布于竖脊肌等后外侧肌群，其末支延及髂嵴高点处。因此，临床上多出现相应的椎旁压痛点及髂嵴最高点压痛，此椎旁压痛点不易消失。

脊膜支也称窦椎神经，分出后即经椎间孔返回椎管内并分布于椎管内。此支受累及会出现腰痛，目前认为此支与腰痛有关。

（三）单纯 L3/4 椎间盘突出症的诊断要点

单纯L3/4椎间盘突出症主要由L3神经根损伤所致，因此其特点主要有：①腰痛位于第三横突处，多似慢性劳损表现，即有波浪式疼痛规律，有相应部位的椎旁压痛，压痛的判断应与正常的椎旁压痛相比较，此压痛点应是相应的L3神经的后支的压痛点，类似蒂内尔（Tinel）征阳性表现，临床实践中，此种腰痛有可能被诊断为第三腰椎横突综合征或腰肌劳损；②髂前上棘疼痛或压痛，由股外侧皮神经

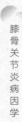
走行于髂前上棘处所致，有可能被认为是缝匠肌劳损所致；③髂嵴最高点疼痛或压痛，是由L3的后支的外侧支穿过髂嵴处所致；④膝关节上方疼痛或压痛，可能是由于L3神经根损伤致股神经支配的股四头肌劳损，临床表现为髌骨上方酸痛和压痛，这可能是早期膝骨关节炎下蹲或上下楼疼痛的原因；⑤股神经牵拉试验阳性，机理同直腿抬高试验；⑥无坐骨神经刺激症状，如无小腿疼痛，直腿抬高试验多阴性，无髂后上棘外侧压痛，无大腿后侧疼痛；⑦腰椎CT或MRI显示只有L3/4椎间盘突出，可以有相应关节突增生，无L4/5或L5/S病变（见图13）；⑧有外伤史，多见于年轻人；⑨保守治疗效果好。

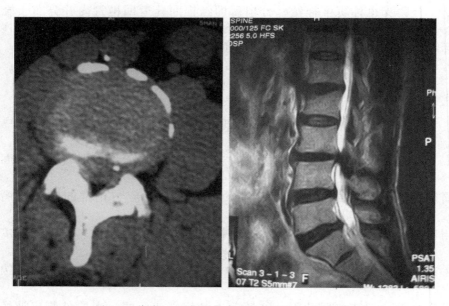

图 13　单纯 L3/4 椎间盘突出症的 CT 和 MRI 表现

（四）复杂 L3/4 椎间盘突出症的诊断要点

复杂L3/4椎间盘突出症由于合并其他间隙的髓核突出，其主要症状和体征由L3神经根和L4、L5及S1神经根损伤所致，因此症状和体征复杂（见图14），其主要临床特点如下：①腰痛范围广，多似腰肌筋膜炎表现，改变姿势时疼痛明显，有多个部位椎旁压痛；②可以有髂前上棘疼痛或压痛；③可以有髂嵴最高点疼痛或压痛；④可以有膝关节上方疼痛或压痛；⑤股神经牵拉试验阳性；⑥可以有坐骨神经刺激症状，如小腿外侧疼痛，直腿抬高试验阳性，髂后上棘外侧压痛，大腿外侧或后侧疼痛；⑦腰椎CT或MRI显示有L3/4椎间盘突出，且合并L4/5或L5/S病变，可以有相应关节突增生；⑧多见于老年人；⑨保守治疗效果稍差，部分需手术治疗。

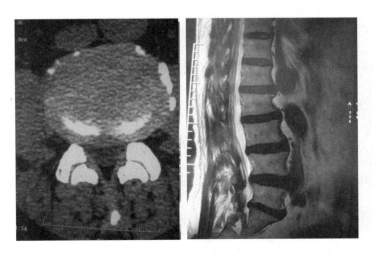

图 14　复杂 L3/4 椎间盘突出症的 CT 和 MRI 表现

（五）L3/4 椎间盘突出症的临床表现具有复杂性的原因

L3/4椎间盘突出症的临床症状和体征多样，腰痛及椎旁压痛见于所有的病人，其他的症状和体征差别较大，但压痛阳性率比相应的神经走形区的隐痛发生率要高。作者研究发现，髂前上棘处压痛发生率是82%，隐痛发生率是69%。出现差异的原因可以从以下四个方面解释。

第一，疼痛的主观和客观误差。疼痛是主观不适的感觉，存在个体差异，容易使诊断结果出现误差，如，在采用压痛查体时，因压力标准不一而造成误差。因此，在压痛检查时，除了要坚持两侧对比的原则外，还要以出现疼痛性保护反应为阳性结果，不能以单纯询问是否疼痛来代替，否则很多压痛阳性的结果就会被漏掉，出现症状和体征的矛盾。

第二，累及的神经根的纤维不同。腰神经因不同程度的椎间盘突出和合并不同程度增生的关节突而出现不同的神经纤维受累，表现出不同的症状和体征。比如，患者有股外侧皮神经和股神经皮支疼痛差异的表现。

第三，腰椎间盘突出后所处的病程阶段不同。腰椎间盘突出后出现的神经根炎是免疫反应引起的无菌性炎症，可以完全消失，炎症吸收的不同阶段会因为炎症的程度而出现症状和体征的差异。比如，出现神经根牵拉试验不同的阳性结果。发病初期的病人，神经根炎症在早期阶段，炎症处于病程曲线的平台最高处，神经根炎明显，此时直腿抬高试验10°~30°即阳性；反之，腰椎间盘突出症病人到了后期或恢复期才来就诊，神经根炎基本吸收或仅有急性期炎症表现的10%~30%，此时行直腿抬高试验检查，出现70°~90°才为阳性结果。这时候一般判定为直腿抬高试验阴性，成为不支持腰椎间盘症的依据。这时期很多就不被临床大夫诊断为腰椎间盘突出症，而诊断为腰椎筋膜炎或关节突炎等，其实质是神经根炎症处于吸收阶段，是腰椎间盘突出症在重建期或稳定期的表现。而且神经根炎不只发生于腰神经的前支，也发生于腰神经的后支，后支的神经根炎会出现不同程度的压痛或劳损疼痛。因此，神经根炎在不同程度的概念其实是炎症吸收过程的结果，与炎症的病程阶段一致。神经根炎的病程阶段差异性进一步提示，病程分型对理解腰椎间盘突出症复杂的症状和体征是有意义的。

第四，L3/4椎间盘突出可能合并相应神经通路的其他部位的压迫才出现症状。神经通路二次压迫才出现功能障碍的理论（双压效应）可用于解释患者症状及体征差异大的现象。比如，病人腰椎间盘突出的髓核很大，椎管很窄，明显神经根受压，椎旁压痛明显，但是患者神经根炎症状很轻，甚至没有任何下肢神经异常的表现，比如无疼痛或无麻木，也没有间歇性跛行现象等。这种矛盾现象可以用神经通路

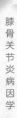

两次受压才出现症状的双压效应来解释，也就是说病人的神经通路只有这一处压迫，没有其他部位压迫，病人没有明显的神经功能障碍，就没有出现神经受损的临床表现。此外，双压效应也可以解释临床上有两个脊柱节段受压，行一个节段神经减压，病人的病情有明显缓解的现象，双压效应为复杂多节段椎管狭窄病人行单节段减压术提供支持依据。

这种双压效应的理论还可以解释临床上的神经卡压综合征，比如肘管综合征，它的特点是随着病人年龄增长，肘关节的肘管出现骨质增生，同时多伴有颈椎病。根据双压效应，病人这时候出现症状，不能单纯用肘管退变解释，假如没有颈椎的退变，病人就可能没有症状。正是因为双压效应，行颈椎手术或尺神经前移手术后，病人的病情都能减轻，这进一步证明了双压效应理论的正确性。双压效应理论可以在对神经卡压的病人行手术治疗前，让临床医师能够预测手术效果。

关于双压效应理论的应用可以看一个典型病例。病人，女性，56岁，出现手内肌萎缩（尺神经支配区），没有麻木感，X线检查有明显肘关节退变，尺神经沟Tenel征（＋），颈椎明显退变（多节段较重病变），没有颈肩部疼痛或麻木症状，没有头晕、头痛等不适，没有下肢无力或走路不稳等脊髓受累症状。这种矛盾现象，正好可以用双压效应理论来解释：肘管压迫尺神经，运动和感觉神经纤维同时受累，但在颈椎节段，尺神经的上传神经通路可能只有运动神经纤维受压，而感觉神经传导通路没有受压，因此病人没有感觉神经受累的表现，只有运动功能受累的症状，如肌肉萎缩。这种病人通常被内科大夫诊断为运动神经元病。其实，受损的运动神经元可能就是神经通路两处病损的结果，这正支持了神经通路双压才出现神经障碍的理论。另外，病人没有明显的颈椎病典型症状，但有明显的颈椎退变，也提示整个神经通路可能只有颈椎管内一次受压，没有其他部位的二次受压，因此神经症状很少。双压效应还可以解释临床上的很多现象，比如梨状肌综合征（如图15）。

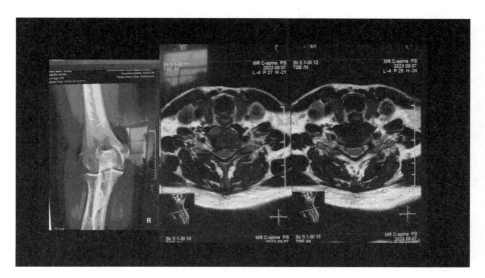

图 15　病人的肘关节退变及颈椎退变

关于神经双压出现功能障碍的理论，简单表述为双压效应，与神经的信息传导为递质或电信号有关，这明显与血管流动传导物质是血液不一样。血管通路受压导致血管堵塞和血供区微循环障碍，出现以渗出、变性和增生为表现的炎症。炎症不容易吸收，血供的代偿也很缓慢。而神经递质是功能专一且高效的物质，电信号的传导更是不一般，现代电生理研究早就发现神经电信号的跳跃式传播现象。因此，神经与血管的功能性差异，提示神经受压出现功能下降不同于血管受压出现功能异常，也就是提示神经通路出现的单处压迫，不同于血管通路的单处压迫，因此神经通路出现双处压迫才表现为功能障碍，也就是双压效应。双压效应理论在医学上有生理学知识支持，临床上也有大量的病例和病理现象支持，对指导临床工作很有意义。

上述四个原因导致的神经损害后症状和体征变化很大而不固定，且L3/4突出造成的症状和体征经常被下方节段椎间盘突出所掩盖，易被临床医生忽略，出现漏诊的情况。因此，在临床上出现L3/4椎间盘突出症的现象很少。作者认为，几乎所有的腰椎间盘突出症都合并L3/4椎间盘突出，因此目前在临床上诊断出的非L3/4椎间盘突出症几乎都属于复杂L3/4椎间盘突出症。

（六）腰椎间盘突出症导致膝骨关节炎发生的病理机制

首先，L3/4椎间盘突出症导致其支配区，即膝部的神经功能下降，出现神经营养功能异常，造成神经支配区内（膝关节内）软组织神经营养障碍（其严重程度弱于失神经营养关节，即沙尔科关节），即出现滑膜、半月板、韧带和软骨的退变，退变本身即可导致膝骨关节炎的发生，同时神经营养障碍可导致退变组织耐受损伤的能力和修复能力的下降，进而导致关节内及周围组织容易损伤，而关节内损伤目前认为是原发性骨关节炎确定的致病因素。

其次，腰椎间盘突出可造成感觉和运动神经功能异常，出现神经肌肉不协调的运动现象。这种不协调会造成关节内及周围软组织损伤概率增加，反复的关节内微损伤进一步累积，即可导致骨关节炎的发生。

腰椎间盘突出症导致膝骨关节炎发生的理论可简单表示为LDK（Lumbar Degenerate Knee）理论。LDK发生的机理可以借鉴中医的筋短理论，即因腰椎间盘突出导致神经血管束相对短缩的现象（如图16）。

腰椎间盘突出症导致LDK，可以用相应的血管神经束相对短缩概念来解释，同时可以解释腰椎管狭窄患者多呈现弯腰的体位现象，其实是在适应血管神经束短缩的变化；还可以解释临床上出现下肢间歇性跛行的病人都在腰椎间盘突出多年后，出现动脉硬化（这时候出现血管功能异常）的现象，因此间歇性跛行就是神经功能下降和血管供血下降共同起作用的结果。血管神经束短缩的概念，也可以借鉴神经内科提出的神经血管单元的概念。四肢血管科和骨科对下肢间歇性跛

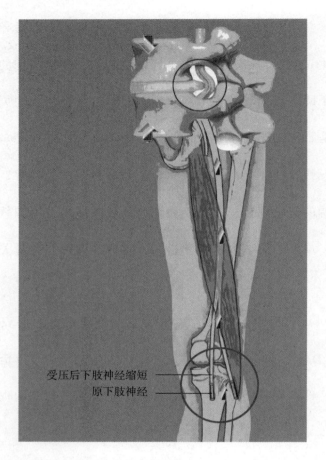

受压后下肢神经缩短 ———
原下肢神经 ———

图 16

行的认识应该统一起来，不能绝对化，这也是这两个科按照自己的认识，采取各自的治疗措施后都有效的原因。但是，要想进一步提高临床治疗效果，这两方面的因素都要考虑，即神经根受压导致血管神经束短缩和动脉硬化导致供血下降。按照辩证法或理论上的推断，显然是血管神经束短缩可以导致动脉硬化发生，因此腰椎间盘突出症致下肢神经血管束相对短缩概念（Lumbar disc herniation shorten neurovascular bundle，简称LSNV）非常重要。

LSNV概念应用于临床上可以有很多方面的作用。

一是膝关节置换时，衬垫选择短2mm更合理。腰椎间盘突出症导致下肢血管神经束相对短缩，在截骨完成、安放好假体后，矫正短缩，因此下肢采用短2mm衬垫，可以减少血管神经束的张力，有利于帮助有膝关节屈曲的骨关节炎患者进行康复锻炼。理论上患者发生下肢跛行的现象会减少，实践中很多病人因此获得相对较好的膝关节功能效果。选用的衬垫看似差异微小，但影响的是神经血管束，足以造成功能性的差异。这种差异可以解释临床上很多病人行膝关节置换后，出现疼痛、膝关节伸直受限和肌肉萎缩的现象，其实是神经血管束被牵拉所致。肌肉萎缩实质是神经功能下降所致，当然也与神经性疼痛导致的活动减少有关，但两者都是神经血管束相对短缩所致，也就是LSNV的应用结果。

二是膝关节置换时，对有伸直受限的患者多截骨2mm。按照LSNV概念，骨关节炎患者出现伸直受限，就是出现下肢血管神经束的相对短缩，多截除2mm胫骨，相对延长了血管神经束，患者术后发生屈曲保护的概率就会减少，有利于患者的康复和提高假体的使用体验。在临床上，对待有屈曲畸形的骨关节炎患者，有经验的医师在截骨时都会有意识地多截除2mm。这既是经验的总结，也是认识到血管神经束

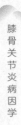

相对短缩概念的结果。总之，认识到LDK理论，接受LSNV概念，可以指导医生在临床上合理地截骨和安装假体，对增强假体使用效果有意义。

三是腰椎采用短2mm椎间融合器恢复血管神经束的正常长度。考虑到血管神经束短缩的概念，椎间植骨融合时，尽量采用低2mm融合器恢复椎间孔高度，这样可以减小血管神经束张力，有利于神经根减压和神经根功能恢复，获得更好的手术治疗效果。目前，临床上有很多病例的手术治疗效果有差异，就与椎间植骨的高度是否合适有关。

四是髋关节置换时，采用减3mm人工股骨头更合适。考虑到血管神经束短缩的概念，采用减3mm人工股骨头，可以减小下肢的血管神经束张力，减少腰椎间盘突出症对下肢功能的影响，有利于下肢功能恢复。临床上有医师担心减3mm人工股骨头会导致假体关节松弛，容易脱位。其实，下肢血管神经束松弛，使下肢血运好，关节囊修复好，反而不容易脱位。

五是对股骨头坏死病人行髋关节置换时，采用减3mm人工股骨头可以防止对侧股骨头坏死。股骨头坏死与膝骨关节炎有相似的致病因素，都受到腰椎间盘突出症导致的血管神经束相对短缩的影响。因此，在对股骨头坏死病人行一侧股骨头置换术时，采用减3 mm人工股骨头可以减小血管神经束的张力，有利于患者的康复。

总之，腰椎间盘突出症导致的血管神经束相对短缩的概念，在临床上可以解释很多问题，能够帮助提高多种骨科手术的效果。

（七）膝骨关节炎对腰椎间盘突出症的影响

临床上，膝骨关节炎患者合并腰椎间盘突出症的发生率也很高。它们除了有共同的致病因素（劳损、年龄等）外，主要是膝骨关节炎可导致腰椎间盘突出的发生。运动医学研究发现，膝关节屈伸受限，必然出现腰椎代偿性前屈增加，膝关节的功能障碍必然导致腰椎间盘突出的应力增加。作者在研究膝骨关节炎的致病因素后发现，各种非典型性滑膜炎是膝关节退变的原因，而膝关节骨关节炎出现的屈伸受限或保护反应，必然导致腰椎前屈的应力增加，而这种前屈应力是椎间盘突出的主要应力，将导致病人较早地出现腰椎间盘突出症。而腰椎间盘突出症的存在，必然通过神经营养障碍和运动损伤两个机制导致膝骨关节炎的发生，因此腰椎间盘突出症和膝骨关节炎互为致病因素，并且有累积效应。

（八）中医学对腰椎间盘突出症的认识

中医主要将腰椎间盘突出症归结于肝肾功能异常，临床辨证分型有气滞血瘀型、风寒湿滞型、湿热痰滞型和肝肾亏虚型。

气滞血瘀型。腰腿疼痛如刺，痛有定处，日轻夜重，腰部板硬，俯仰旋转受限，痛处拒按。舌质暗紫，或有瘀斑，脉弦紧或涩。

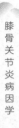

风寒湿滞型。腰腿冷痛重着，转侧不利，静卧痛不减，受寒或阴雨加重，肢体发凉。舌质淡，苔白或腻，脉沉紧或濡缓。

湿热痰滞型。腿软无力，痛处伴有热感，遇热或雨天痛增，活动后痛减，恶热口渴，小便短赤。苔黄腻，脉濡数或弦数。

肝肾亏虚型。腰酸痛，腿膝无力，劳累更甚，卧则减轻，有偏阴虚和偏阳虚的差别。

这四种分型方法主要依据的是症状和体征，与作者提出的病程分型相一致。比如气滞血瘀型与筋膜炎型一致，风寒湿滞型与神经根炎型一致，湿热痰滞型与关节突骨关节炎型一致，肝肾亏虚型与椎管狭窄型一致。病程分型是按照髓核突出引起的炎症的转归阶段进行的分型，中医分型是按照中医的辨证及中医理论进行的分型，两者虽然差别大，但分型竟然是一致的，说明医学知识都是相通的，均根据病人的病情、结合病情后面的病理变化来制定分型依据，都是为了更准确地把握病情，更好地提高治疗效果。这两种分型都是临床实践的结果，是保守治疗腰椎间盘突出症行之有效的方法。

第二节　免疫因素

免疫反应是机体对外界侵袭的反应，是机体识别自身成分和异己成分的系列应答过程。这个过程由一系列的细胞、抗体及各种炎症因子参与，其实就是炎症发生、发展及预后的过程。显然，免疫过程也是微循环障碍发生及转归的过程，也是免疫复合物产生、沉积并转归的过程。

机体接触抗原产生抗体，抗原结合抗体形成免疫复合物，机体各种炎症因子参与，形成局部原发血栓，病变区出现的炎症、血栓或免疫复合物脱落，进入血循环，随着血液循环沉积于病变部位的毛细血管。比如膝关节的毛细血管，出现膝关节的微循环障碍，形成血流缓慢或血流瘀滞，出现继发性炎症，伴随继发炎症因子的沉积，局部炎症明显。局部循环障碍进一步导致免疫复合物的沉积，炎症进一步加重。

免疫复合物沉积导致的关节损害，简称为免疫源性损伤，主要与感染及过敏有关。

感染性关节炎是关节直接受到感染所致，这不是原发性骨关节炎的致病因素，但感染后出现的免疫复合物沉积导致的膝关节炎症及退变是骨关节炎的致病因素。另外，由于感染性关节炎不易被诊断，或因炎症轻微而自行愈合，由此带来的关节损害或退变可以认为是骨关节炎的致病因素。目前，可以确定诊断的感染性关节炎有淋球菌关节炎、脑膜炎球菌关节炎、沙门菌病关节炎、结核性关节炎、布鲁菌病关节炎、梅毒性关节炎、麻风关节炎、支原体关节炎、病毒性关节炎、真菌性关节炎和衣原体关节炎。这些病变都是累及关节的感染，一般不作为原发性骨关节炎的致病因素，除非这些感染的病变轻微、不典型而没有确诊，或者有继发性免疫复合物沉积于关节，造成关节的损害，最终出现骨关节炎的典型改变，才会考虑这些感染因素是膝骨关节炎的致病因素。典型的感染因素造成的关节炎有风湿性关节炎和类风湿性关节炎，两者都被认为与感染有关，均有免疫因素的参与。但是，临床上显然有很多感染不典型或者病人根本就没有就诊，其实这些病人可能已经发生了关节的损害，而这些微小的损害积累多年后就成为骨关节炎的致病因素。因此，尽早确定感染因素是预防骨关节炎的一个重要环节。

下面探讨免疫因素参与骨关节炎的理论和临床实践。

首先，因免疫复合物沉积导致的微循环障碍是理论基础。这一理论基于我们固有的认识：①微循环障碍是炎症；②感染后会继发免疫复合物在关节部位的沉积。基于对免疫复合物沉积的认识，显然在血流缓慢或有循环障碍的部位更容易发生免疫复合物的沉积。这与我们临床上常见的病理现象相符。比如下肢沉积的概率明显比上肢的多，皮疹多从下肢开始，痛风也多从低位的跖趾关节开始等。

其次，形成免疫复合物主要与病毒、细菌、真菌、寄生虫等感染有关，但药物或某些毒物也可以产生免疫复合物，因此过敏因素也是导致骨关节炎的致病因素。

接下来，我们进一步讨论导致膝骨关节炎的各种免疫因素。

一、细菌感染与骨关节炎

细菌感染可以造成关节的损害是我们很早就有所认识的，Swediaur于1784年最先描述了关节炎和尿道炎并发的病例。Reiter于1916年报道，一名德国军官在痢疾感染几天后发生了关节炎、尿道炎、结膜炎和虹膜炎，并将该病命名为赖特（Reiter）综合征，该名沿用至今。现在赖特综合征被公认为肠道感染引发的无菌性炎症，为反应性关节炎，它区别于细菌直接感染关节所致的感染性关节炎。显然，这种感染后发生的反应性关节炎可以造成关节的损害，是骨关节炎的致病因素。因此，确定骨关节炎是否有感染因素存在非常重要。由于机体某些部位的感染很难确诊，因此对骨关节炎病人合并感染的诊断就很困难，给予相应的抗生素治疗也缺乏临床共识。作者根据对细菌感染的认识，及临床上对细菌感染开展的检查方法的实际情况，制订了下面的诊断标准来确定膝骨关节炎存在细菌感染的致病因素：

①关节部位有红肿热痛的表现，但滑液培养阴性，排除关节内感染；

②血常规提示白细胞增高或正常；

③血沉、C反应蛋白增高，或降钙素原增高提示感染可能性大；

④经检查确定诊断有上呼吸道、下呼吸道、泌尿系统或肠道等部位感染；

⑤尝试应用抗生素三天，病情有所减轻。

由于上述病人存在感染因素，应用抗生素明显提高了治疗效果。其实，这也进一步支持了感染因素对骨关节炎作用的认识。

认识到感染因素对膝骨关节炎的致病作用，作者应用中草药和中成药治疗这类病人，得到了相当好的治疗效果。比如运用金银花、黄连等中草药，以及三金片等中成药。

二、病毒感染与骨关节炎

目前，临床上确诊的病毒性关节炎有病毒性肝炎关节炎、腮腺炎病毒关节炎、细小病毒关节炎、虫媒病毒关节炎、登革热病毒关节炎和人类免疫缺陷病毒关节炎等。这些由于病毒直接感染关节结构出现的关节炎，与病毒感染后反应性关节炎有近似的临床表现。由于临床上开展的关于病毒病原学检查的项目比较少，确定病毒感染性关节炎及病毒感染后反应性关节炎都很困难，很多病人得不到诊断，因此病毒感染导致膝骨关节炎的致病因素不容易被临床大夫接受。

作者根据所在医院开展的辅助检查条件，制订了下面的诊断标准来确定存在病毒感染的致病因素：

①关节部位有红肿热痛的表现，排除关节内细菌感染；

②血常规提示白细胞减低或正常；

③血沉、C反应蛋白增高，或降钙素原正常；

④经检查确定诊断有上呼吸道、下呼吸道、泌尿系统或肠道等病毒感染，比如感染乙肝病毒。

由于病毒感染不容易被确诊，目前临床上认为同时应用抗病毒药效果差。因此，对诊断为存在病毒感染致病因素的骨关节炎患者，多采用中草药治疗，比如服用蒲地蓝消炎口服液等。

三、寄生虫感染与骨关节炎

寄生虫感染是指寄生虫侵入人体，宿主通过免疫系统抵抗，减少它对机体的损害，但同时寄生虫也千方百计地逃过宿主的免疫作用，在人体内继续存活，并进一步破坏、损害机体。人体感染寄生虫后会出现免疫反应，这些免疫复合物沉积于关节或与关节组织产生抗原抗体结合反应，进而引起一系列炎性反应过程，时间长了就必然导致膝关节损害。这表明寄生虫感染是膝关节骨关节炎的致病因素之一。

目前，临床上感染寄生虫的病例比率较低（据2016年抽样调查，山东省感染率约1.06%），因此，寄生虫感染导致膝关节退变，不被临床大夫所重视。我国常见的寄生虫感染主要有疟疾、血吸虫病、丝虫病、钩虫病、弓形虫病和毛滴虫病等。由于目前临床应用的部分抗生素有抗寄生虫作用，比如伊维菌素可治疗盘尾丝虫病和淋巴丝虫病，防治土源性蠕虫，并杀灭疟原虫等，而且有抗寄生虫作用的药物也容易获得，因此临床上诊断的寄生虫感染病例较多年以前减少。但是对一些不典型的关节损害，要考虑寄生虫感染的可能性。目前，临床上用羟氯喹治疗类风湿性关节炎，而氯喹是治疗疟原虫感染的药物，这也说明寄生虫感染造成关节损害的因素是存在的。

四、真菌感染与骨关节炎

真菌性关节炎目前认为是机会性感染，多在免疫力下降时出现，比如长期应用抗生素、免疫抑制剂，有慢性消耗性疾病等。真菌感染直接累及关节的疾病有球孢子菌病关节炎、念珠菌病关节炎、孢子丝菌病关节炎和芽生菌病关节炎。这当中，有的病例因感染轻而自愈，但多数真菌造成的对关节的破坏是难以诊断的，累积多年后就会出现骨关节炎的表现。因此，真菌感染就成为膝骨关节炎的致病因素。真菌感染除了能直接导致膝关节功能损害发生外，还会在感染后出现反应性关节炎。这种反应性关节炎继发于真菌感染后，是免疫复合物的沉积导致膝关节内发生无菌性炎症所致。这种反应性、无菌性炎症在临床上也是很难诊断的，但是造成膝关节功能的损害是一定会发生的。目前，临床上对诊断为真菌感染同时合并骨关节炎的病例，可以采取抗真菌治疗。作者多采用中草药治疗，比如应用四妙丸加减等中草药方剂。

五、药物过敏或其他物质过敏与骨关节炎

药物过敏在临床上很常见，其他物质（如金属）过敏也很常见。过敏现象目前认为与体质有关，也由遗传所致。作者通过30年的临床观察、实践和验证得出，过敏也是多因素所致的疾病。过敏归根到底是炎

症，是免疫复合物沉积，是微循环障碍。也就是说，过敏是体内炎症性物质累积增加的结果。这符合量变与质变的辩证关系。一个过敏体质的病人，说明他体内有一种或者多种致炎因素存在，比如潜在的未诊断的肠道感染等。这种致炎因素在量变阶段是积累增加的，是平缓曲线式增加的，但是在接触某些物质后，可能会发生质变，这就是过敏现象发生的病理基础。其实，作者认为，过敏就是炎症，是质变阶段的炎症，因此找到并去除致炎因素是预防过敏、改善过敏体质的主要方法。

过敏具有反复发生的特点，而骨关节炎也是。按照这个思路，过敏所致的膝关节损害是存在的，过敏（药物或其他物质）是导致膝骨关节炎的致病因素之一。

现代医学基础研究关注于炎性因子、基因定位等，比如白介素的研究等。但临床上更注重抑制炎症药物的筛选及应用，其中，中草药的应用有很多成功的例子。由于中草药是通过多个机制或环节起作用的，也就是影响多个致炎通路或介质，因此有更好的治疗效果。目前临床上对过敏现象的认识不统一，多数医生接受的教育是应用抑制炎症的药物，而抑制炎症很可能造成体内致炎因子的累积和反弹，反而造成关节的损害，让治疗手段成为膝骨关节炎的致病因素，出现医源性损害。因此，抑制炎症的药物要慎重选择，或者搭配其他药物共同应用才能有更安全的效果，这也就是中草药合理应用的理论基础。

第三节　代谢因素

人体有很多种代谢异常，比如尿酸代谢异常、焦磷酸代谢异常、糖代谢异常和血脂代谢异常等。尿酸代谢异常会造成关节的损害，这是临床实践与理论研究的共识，但是一般传统观念认为，尿酸代谢异常就是血尿酸增高，那就是痛风或痛风性关节炎。关于痛风，目前临床上的认识很清楚，诊断标准如下：①血尿酸浓度：男性大于416μmol/L（7mg/dL），女性大于356μmol/L（6mg/dL）；②关节液或关节腔病理检查有痛风石。但是临床上很多病人尿酸代谢异常，而尿酸的数值达不到诊断标准，这些病人会发生尿酸沉积于膝关节的情况，会有微小炎症发生，这种微小炎症难以诊断，也没有典型尿酸钙晶体沉积的表现。这种关节的炎症虽不能被诊断为痛风，但是足以造成膝关节的损害。在这种损害基础上合并其他致病因素，就会出现局部炎症加重，足以出现膝关节的进行性退变，发展为骨关节炎。因此，尿酸代谢异常是骨关节炎的致病因素之一。有痛风因素的骨关节炎，虽然没有典型的痛风表现，但也要及时治疗痛风，比如药物治疗或合理饮食等。在临床上，通过合理应用中草药，痛风已经成为可以治愈的疾病。

一、尿酸代谢异常对骨关节炎的影响

痛风是由尿酸单钠晶体沉积于关节或非关节结构引发的常见疾病，临床上表现为急性炎症、慢性炎症和痛风石沉积。目前，临床上有很多中药单体治疗痛风机制的研究，比如虎杖、土茯苓等，也有中草药方剂治疗痛风的研究，如独活寄生汤、四妙散和萆苓去痛方等，还有白藜芦醇治疗痛风机制的研究等。众多学者研究发现，中药可以通过多种信号通路、Toll样受体、细胞核因子kB等达到抑制炎症的目的。作者结合文献资料探索中草药方剂治疗痛风的作用机制，认为痛风发病的机制主要有三焦不畅和脾肾虚弱，通过临床实践验证，采用中草药方剂，并结合饮食控制，可以完全治愈尿酸代谢异常。

二、焦磷酸代谢异常对骨关节炎的影响

焦磷酸代谢异常，俗称假性痛风，是由焦磷酸钙晶体沉积于关

节及其他运动系统引发的疾病。其急性期为非典型性滑膜炎，慢性期为骨关节炎的表现。病理结果提示，晶体通常先沉积于软骨，后沉积于关节囊、肌腱和滑膜。其发生率主要与血磷高低有关。多数学者认为，预防的关键是早期控制血磷水平。由于焦磷酸沉积病发生率低，也可能是诊断率低，其慢性期或进展后就是典型骨关节炎的表现，因此膝骨关节炎的代谢性致病因素中有焦磷酸代谢异常。而最新的研究认为，高血磷与其发病有正相关性，显然，影响血磷代谢的因素正是此病的病因。

　　人体元素代谢异常会出现尿酸和焦磷酸异常，而这两种物质的代谢显然与磷、硫、氮的代谢有关，这三种元素在体内存在竞争与合作关系，是生物化学的基本原理。研究已经证实，这三种元素对骨质的形成、替代及吸收起着重要作用。按照哲学辩证法的认识，一种元素过高或过低都是异常，都是致病因素，一种元素高必然有相对的元素低，目的是维持体内元素的动态平衡，这符合阳离子与阴离子的平衡关系。在阴离子关系中，磷元素与硫元素必然维持这种相对平衡的动态关系，氮元素作为两者的中间元素，通过影响这两种元素起作用。简单地说，氮元素归于这两种元素中（有机物的化学反应显然是多种元素协同进行的结果）。高磷血症与焦磷酸代谢异常相关，低磷血症与尿酸代谢异常有相关性，现代的一些检查结果也支持这个判断，如叶晶晶用超声检查发现痛风性关节炎（GA）比焦磷酸钙沉积症的骨侵蚀发生率高，而关节内软骨钙化发生率低。这种结论与高磷血症更容易钙化、低磷血症更容易出现骨破坏的理论认识相一致。按照磷和硫元素是竞争关系的化学理论，低磷血症就必然表现为高硫血症，只是目前临床化验及检查还不能确定有高硫血症存在而已。基于上面的认识，元素磷和硫的代谢对于骨代谢有重要意义。我们研究的骨关节炎病人除了有典型的炎症特点外，还有骨质增生的病变，而这种骨质增生的改变必然与磷和硫的代谢有关。因此，认识磷和硫的代谢对治疗骨关节炎有重要意义，这可能是探求解决骨质疏松症的主要方向，也可能是延长寿命的奥秘之一。作者在工作中特别关注磷元素，也关注二价金属离子对骨代谢的影响，并取得了一定的认识和收获。

中医对痛风及假性痛风的认识也有差别。目前有大量文献记录了用中草药治疗痛风的效果，而很少有文献记录用中草药治疗假性痛风。这一方面说明假性痛风的诊断率和获得治疗的病人少，另一方面又说明较轻的假性痛风造成的关节损害轻，这也提示体内的低磷血症（容易出现痛风）对关节的影响较大。临床上应用双磷酸盐治疗骨质疏松症有效的实践相一致，也进一步支持了磷元素对骨质有影响的理论。按照磷和硫元素对骨质作用的差异理论，结合目前药理学研究中已经有大量的关于中草药微量元素的研究结果，可以帮助我们认识临床上中草药治疗疾病的作用机理，进一步理解如何用中药治疗疾病；也可以借助已经建立的药学理论或模型，为中药的临床应用提供帮助。

三、糖代谢异常对骨关节炎的影响

糖代谢异常主要指糖尿病及其并发症，现在比较一致的认识是，血糖高使体内的血液黏稠度增高，机体容易出现动脉硬化和栓塞，导致微循环障碍，出现一系列的心脑肾等重要器官的梗死性改变。这是糖尿病危害机体的主要形式。既然是微循环障碍，那么当然可以累及膝关节的微循环，因此糖尿病病人容易出现膝关节退变的加剧。这与临床实践结果相一致：糖尿病病人都表现为膝关节功能比正常同龄人下降快，其骨质增生发生率及严重程度也比正常人要高。显然，糖代谢异常为膝骨关节炎的致病因素之一。目前临床上对血糖增高对骨关节炎的影响没有统一认识，但治疗糖尿病是临床上治疗骨关节炎的重点。作者在临床实践中强调，在治疗过程中，除了控制血糖外，还要关注患者的合成代谢是否处于正平衡。正平衡就是病人体重正常（没有持续下降），没有低蛋白血症和免疫功能下降的表现等。糖尿病患者如果不合理饮食，就会出现营养不良的表现，这自然影响膝关节的软骨和软骨下骨的代谢，进而会出现类似骨质疏松的改变，导致骨关节炎加重。这类病人应用促进骨愈合或成骨的药物，病情会有好转。作者的经验是，骨关节炎合并糖尿病的病人，首先要区分体型是消瘦还是肥胖，前者是胰岛素分泌不足、胰腺功能细胞衰竭所致，后者是胰岛素分泌功能基本正常，只是由于病人摄入过多的食物，胰岛素分泌相对不足而出现血糖增高。这两类病人的治疗重点是不一样的，选用的药物有差别，采用中草药治疗的方剂和中医理疗方式也不同。

四、血脂代谢异常对骨关节炎的影响

血脂代谢异常与糖代谢异常造成的影响有差别，但是最终的结果很相似，都是对微循环造成破坏，导致动脉硬化及主要脏器功能的退变。显然，血脂异常与血糖异常一样，都可能造成膝关节的退变，前者主要是肝脏代谢异常，后者主要是胰腺功能异常。目前，临床上已经把降糖、降脂作为治疗老年病的一致方法，因为采用了这些措施，老年人的骨关节炎有了更好的治疗效果。这也解释了临床上有很多老人在治疗糖尿病时，出现膝关节功能得到改善、骨关节炎的病情有所缓解的现象。

中医学关于骨关节炎的认识，主要归结于肝肾功能异常，同时又强调脾脏为后天之本。显然这与作者所提到的代谢因素导致骨关节炎的认识是一致的，与现代医学关于肝脏、肾脏及胃肠代谢功能（包括胰腺功能）等的认识是一致的。因此，采用中医中药治疗膝骨关节炎也有很好的效果。

以上代谢异常的致病因素主要是摄入的营养元素异常，与中医的偏性概念一致，这进一步说明合理饮食和均衡营养对机体有重要作用。

第四节 关节内损伤对膝骨关节炎的影响

膝关节内损伤主要指膝关节内软组织损伤。近年来，随着关节镜技术的发展，人们越来越认识到原发性骨关节炎是有关节内损伤存在的。膝关节内软组织损伤主要有半月板损伤、交叉韧带损伤、关节软骨损伤、髌骨损伤、髌骨支持带损伤、内侧副韧带损伤和外侧副韧带损伤等。

一、半月板损伤

半月板损伤是常见的关节内损伤。由于半月板是纤维软骨板，周边固定于关节囊，内侧缘游离，其游离的内侧部分没有血管，因此其营养主要来自关节滑液。这一特点决定了部分半月板损伤不能愈合，同时由于关节滑液异常，可能出现半月板营养异常和半月板退变，因此临床上认为，半月板的损伤与其退变有关系。

目前由于关节镜技术的普遍应用，临床上主要把半月板损伤按照损伤部位分为体部裂伤、前脚裂伤和后脚裂伤，按照血供的差异分为游离缘裂伤和关节缘裂伤，按照裂伤的形态分为层裂、横裂和纵裂，等等。这些分类对判断半月板的治疗方式很重要。半月板的损伤有一部分难以自愈，针对这部分损伤多采用手术治疗，但是手术治疗后仍有部分功能障碍遗留。临床上很多半月板损伤的病人由于得不到诊治，会出现创伤性炎症，而炎性的滑液必然导致半月板退化、易受损，比如层裂现象。这种半月板反复受损及继发性的炎症，会导致软骨的退变和损伤，病变时间长了会出现骨关节炎的表现，因此半月板损伤是膝骨关节炎的致病因素之一。

二、前后交叉韧带损伤

前后交叉韧带损伤是对膝关节功能影响最大的损伤。目前，对交叉韧带的断裂都主张采取手术修复治疗，比如前后交叉韧带的重建手术。这种手术目前已经很成熟，对这类病人的康复十分有利。但是对术后病人随访发现，病人都出现了膝关节退变的表现，多诊断为继发性骨关节炎或创伤性骨关节炎，这说明交叉韧带断裂就是骨关节炎的致病因素之一。临床上有很多病人有交叉韧带的部分损伤，比如前内束断裂，但是这些病人多没有手术，甚至没有接受治疗，而这些损伤足以造成关节耐受运动的能力下降，病人会出现所谓劳损的表现。随着病程的延长，最后病人都表现出不同程度的骨关节炎。因此，交叉韧带损伤是膝骨关节炎的致病因素之一，这提醒我们要重视交叉韧带的损伤，及时治疗，预防骨关节炎的发生。

三、内外侧副韧带损伤

内外侧副韧带损伤是常见的损伤，分为部分损伤和全部断裂。对于部分损伤，目前多保守治疗。对于内侧副韧带断裂，断裂位于中部或上部的也主张保守治疗；下部断裂的韧带从鹅足和胫骨的夹缝中拉出，且胫骨内面是坚硬骨质，韧带难以愈合，因此主张手术治疗。对于外侧副韧带部分损伤或断裂，目前多主张手术治疗。但是临床实践中，病人由于对韧带损伤的后果认识不清楚，多数不就诊，或就诊后也多采取保守治疗，而这种保守治疗的后果会造成膝关节功能下降，耐受运动能力下降，关节炎反复发作，最终出现骨关节炎的病变。这些病人等到后期就诊时没有严重的外伤史，没有明显的关节畸形，也没有典型的类风湿或风湿性关节炎的表现，这时候多诊断为骨关节炎，因此副韧带损伤被看作膝骨关节炎的致病因素之一。

四、关节软骨损伤

关节软骨损伤在临床上常见，我们先把有骨折线累及软骨的关节内骨折排除在软骨损伤范畴外，因为后者多按照关节内骨折治疗，出现关节功能下降，多归结为继发性骨关节炎。单纯的软骨损伤其实也有软骨下骨的骨折，这些软骨损伤，可以在膝关节的各个关节面见到。股骨滑车部软骨损伤多见，而胫骨内侧由于负重力线原因，出现微损伤或磨损的情况更多见。这些软骨损伤及伴发的软骨下骨骨折都会恶化，出现损伤面扩大和软骨下骨囊变，最终都表现为典型的骨关节炎。

目前，很多学者把软骨损伤归结为骨关节炎的主要病因或直接病因。以前的研究认为，软骨损伤是不可再生的，再生的软骨是纤维软骨，不是原来的弹性软骨。随着临床上关节镜技术的应用，现在很多研究发现，纤维软骨可以变成弹性软骨。也就是说，软骨是可以再生的。去除致病因素就是软骨再生的条件之一，其余软骨再生的条件，是目前研究的重点，这也是保守治疗膝关节炎有效的理论基础。其实，根据致病因素综合治疗膝骨关节炎，最终的结果就是软骨的再生和关节功能的恢复。

五、髌骨支持带损伤

目前，临床上诊断出髌骨支持带损伤的病人不多，不是因为病人少，而是因为对髌骨支持带损伤的概念、诊断标准及损伤后的危害认识不清。在临床上，对髌骨骨折发生的继发性骨关节炎的认识是统一的，但是对髌骨支持带损伤就没有统一认识。目前，临床上对有髌骨支持带断裂出现的髌骨脱位的认识还是统一的。比如髌骨的反复脱位，目前可行多种矫正手术，如髌骨支持带重建术。对部分损伤的髌骨支持带损伤，就没有统一的认识。很多病人得不到诊治，多数自己保守治疗后有好转。但是这种部分髌骨支持带损伤足以对髌骨功能造成影响，病人很早就会出现髌骨软化的症状，等年龄大了，骨关节炎的症状会愈发明显。因此，髌骨支持带损伤是膝骨关节炎的致病因素之一。

目前，临床上对膝关节的软组织损伤除了手术修复外，中医学界对促进损伤恢复也做了大量的研究，比如针灸、中草药方剂等。从临床上可以看到，有些针灸的治疗效果确实很神奇，有些中草药方剂的使用也有很好的效果。只是因为这些针灸方法或方剂难以复制，不易传承，故被多数临床学者怀疑。但是从理论上来看，好的理疗方式是能够促进创伤的修复，疤痕的愈合就反映了合理治疗会有很好的效果。

目前，在中医临床上不会把体质因素或遗传因素看作不能改变的致病原因，就像中医临床不会按照西医的方式来认识恶性肿瘤是一样的。作者也正在为促进创伤愈合做一些尝试和研究。

第三章

常见疾病对膝骨关节炎的影响

第一节 骨质疏松症对膝骨关节炎的影响

骨质疏松症是退变性疾病，是多种原因导致的骨密度和骨质量下降，造成骨脆性增加，易发生骨折的全身性骨病。其典型症状是疼痛和脆性骨折。引起骨质疏松症的常见疾病有：

①内分泌疾病，如糖尿病、甲状腺功能亢进、库欣综合征、垂体功能异常瘤等；

②结缔组织病，如系统性红斑狼疮、类风湿性关节炎、干燥综合征、皮肌炎等；

③慢性肾脏疾病；

④胃肠疾病和营养性疾病，如慢性胰腺疾病、慢性肝脏疾病等；

⑤血液系统疾病，如白血病、淋巴瘤、骨髓瘤、骨髓异常增殖综合征等；

⑥神经肌肉系统疾病，如脑血管病后遗症、肌营养不良症等；

⑦药物性损害，如激素、免疫抑制剂、肝素、抗惊厥药、抗癌药、抗酸剂、甲状腺激素、慢性氟中毒、促性腺激素释放激素类似物等。

显然，这些病因导致骨质疏松的机理与血循环及免疫复合物沉积等基本病理现象有关，与膝骨关节炎的致病因素一致。

骨质疏松症的主要病理是骨吸收增加而骨成骨减少，表现为骨小梁稀疏和由此出现的脆性骨折。膝关节是全身最大的关节，不仅要承担身体的重量，还要完成复杂的运动，因此出现骨小梁微骨折的概率很大。而患有骨质疏松症的病人出现膝关节微骨折的概率更大，出现膝关节退变的可能性增加。因此，骨质疏松症是膝骨关节炎的致病因素之一，这进一步说明多种疾病都是膝骨关节炎的致病因素。

不管是什么原因造成的骨质疏松，除了改变骨质外，其软骨的退变是必然伴随发生的，比如软骨变薄、变脆、修复能力变差等。而软骨的退变被认为是骨关节炎的典型病变。显然，骨质疏松症与骨关节炎有类似的病理变化，两者有共同的致病因素，治疗一种疾病就能有改善另一种疾病的治疗效果。这种结论也是符合临床实践的，比如应用唑来膦酸治疗骨质疏松症时，会发现病人的骨关节炎症状明显缓解。

对疾病的认识，中医强调整体思维，因而没有区分骨质疏松及骨关节炎，但是会把病人的症状和体征归结为由内因和外因共同所致。中医强调用阴阳、表里、寒热、虚实等八纲辨证来认识疾病，实质就是根据不同的临床特点分类，给予不同的方剂治疗，从而获得更好的治疗效果。膝骨关节炎与骨质疏松症有共同的致病基础，对此中医也有同样的认识，主要归于虚症范畴，给予补气血、健脾和补肝肾等治疗方案，会获得一定的疗效。

第二节　踝关节疾病对膝骨关节炎的影响

踝关节是膝关节下方的承重关节，两侧均匀承担人体的重量，因为踝关节运动的幅度相对小，构成关节的骨结构和韧带结构相对稳定，损伤的概率小，因此踝关节骨关节炎发生率相对低一些。由于共同承担体重，关节的内侧承担体重的核心部分，因此出现膝关节内侧髁退变重、距骨内侧部分退变重的现象，这种现象提示负重对膝骨关节炎的发生起着主要作用。

因此，作者在治疗骨关节炎时强调，患者要避免负重，这就不难理解肥胖是导致骨关节炎发病率变高的原因。在这里需要说明的是，避免负重不等于卧床和踝关节不活动，合理运动及休息是膝关节健康的关键。

踝关节的损坏会改变踝关节的负重，这必然引起膝关节的负重力线改变，导致膝关节退变。这既是踝关节退变对膝关节造成影响的主要原因，也是踝关节周围骨折愈合不佳造成膝关节退变的原因。因此，踝关节退变也是膝关节炎的致病因素之一。

临床上有用腓骨截骨术来治疗膝骨关节炎的案例。对于这种手术方式产生的治疗作用的机理，临床上说法很多。作者探寻了腓骨截骨治疗膝骨关节炎的机理，认为主要有以下两个机制：

第一个机制是踝关节的代偿。行腓骨截骨术时，去除上方1cm骨段后，由于腓骨上端游离，只靠肌肉固定，下方的下胫腓关节会发生适应性脱位，改变胫距关节的负重点（也就是踝关节的力线），从而影响膝关节的力线，出现膝关节主要负重点的变化，这有利于膝关节的修复和膝骨关节炎病情的减轻。因此为了保证手术效果，要求行腓骨截骨的病人踝关节的骨关节炎不重，或者踝关节损坏较轻。假如踝关节已经有很严重的骨关节炎，那么改变力线或代偿膝关节的能力就会下降，再采取腓骨截骨治疗膝骨关节炎，效果就会很差。

第二个机制是在腓骨截骨愈合过程中，软骨得到修复。行腓骨截骨的病人被迫得到休息，下肢负重减轻，膝关节的炎症也就得到了修复。由于骨折愈合过程长，软骨也能得到修复。因此作者认为，在截骨术后的恢复过程中，可以应用促进骨愈合的药物和适当控制负重的方法，帮助患者修复膝关节软骨，使膝关节功能恢复正常。现代临床研究已经认识到，软骨可以修复，纤维软骨也可以转变成透明软骨，只是这个过程需要比较严苛的条件。针对这些条件，目前作者还需要进一步研究，但促进骨愈合及合理负重锻炼是膝关节功能恢复的两个必要条件。

上述两个机制是腓骨截骨治疗膝骨关节炎的主要机制，也是保证腓骨截骨术治疗膝骨关节炎有效的基本理论依据。腓骨截骨治疗膝骨关节炎有效，也说明了踝关节对膝关节有重要作用。

第三节　距骨坏死对膝骨关节炎的影响

踝关节遭受损伤后，导致距骨的血供破坏而出现缺血性坏死，最终出现距骨的囊变或塌陷，造成踝关节骨关节炎。距骨坏死是骨关节炎的后果，也是踝关节骨关节炎的致病因素。有很多距骨坏死是病因不明的，但主要原因是距骨骨折。

人体下肢的负重力线由三处共同承担：股骨头顶部→胫骨的内侧髁→距骨的内侧顶部。假如把人体看成一个圆柱体，在静止时，每一个负重水平面的负重压力是均匀的，但是人体大部分时间是运动的，为了维持运动平衡，必然是核心部位承担更大的压力，这是关节的肌肉发力维持平衡的必然结果。一个部位的病变必然影响其他部位负重的改变，因此膝骨关节炎发生内侧髁病变，会导致踝关节的距骨内侧顶部退变，出现距骨骨关节炎病变，最终造成距骨坏死。上述三个负重点出现退变，进一步提示负重对关节退变起着重要作用。这是治疗骨关节炎需要考虑的重要因素。

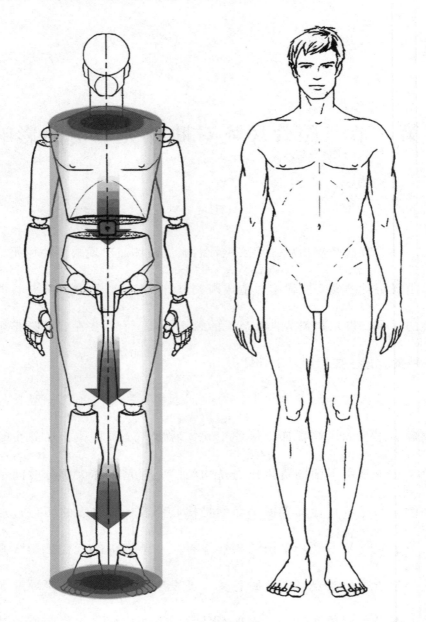

图 17　人体负重力线图

第四节　第一跖趾关节炎对膝骨 关节炎的影响

　　第一跖趾关节炎的发生率在足部关节炎中最高。下肢的负重到达足部后，由跟骨、第一跖趾关节和第五跖趾关节构成的平面来承担，同样是核心部位承担更大压力的原因，第一跖趾关节负担更重，出现退变的可能性更大，因此第一跖趾关节的病变率最高。这种临床现象也进一步支持了负重对骨关节炎有影响的说法，对防治骨关节炎很有意义。考虑到人体运动的统一及整体协调性，显然第一跖趾关节炎的发生与膝骨关节炎有着内在的联系，可以看作互为对方的致病因素。

第五节　踇外翻对膝骨关节炎的影响

目前，医学界认为，踇外翻与多种因素有关，主要有遗传因素、足部结构异常、风湿性疾病和创伤等。如果第一跖趾关节因为负重的原因，出现了关节炎，那么为了维持负重的平衡，踇指的趾骨就有了外翻的趋势。简单地说，就是负重的结果，是膝、踝关节退变后力线改变导致的第一跖趾骨外翻，这就是踇外翻的其中一个原因。防治踇外翻，首先要考虑膝、踝关节的退变情况，及时治疗。而临床上，踇外翻多是随着年龄增长而出现的，这也进一步支持了膝、踝关节退变是踇外翻原因的判断。同样，考虑到维持负重平衡的原因，踇指的损伤或异常，会进一步影响膝、踝关节，导致后者的进一步退变。这种下肢关节因为负重而互相影响的关系，也提示医师们在治疗过程中要采用整体医疗的思维和方法，全面考虑下肢各个关节病变的影响。

第六节 股骨头坏死对膝骨关节炎的影响

股骨头坏死与膝骨关节炎都是骨科常见病，分别对应了人体的重要关节——髋关节和膝关节。这两种疾病有共同点，也有不同点。共同点是发病机制和致病因素是相似的，不同点是适应于各自功能差异表现出来的解剖差异，由此出现的病理有差别，临床症状和体征也有差别。

股骨头坏死首先考虑缺血性坏死，这与股骨头的血供特点有关，是解剖结构决定的。而膝关节坏死，出现囊变和塌陷的情况就很少，这与膝关节的供血呈环状有关，也是解剖特点所决定的。也就是说，两者的供血血管结构有差异，决定了其临床病理、病程的差异。目前，临床上把股骨头坏死与髋关节骨关节炎区分开来，强调股骨头坏死以激素、酒精应用所致的继发的股骨头病灶为主，而髋关节炎强调

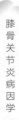

以髋臼的退变为主。

作者在临床工作中发现，从疾病的病因及病程的角度看，其实股骨头坏死与膝骨关节炎发生的致病因素是相似的，病程也是相似的，只是解剖结构特点决定了病情差异。

首先，两者都有相似的全身致病因素，比如免疫因素、代谢因素。其次，两者都有相似的运动损伤因素，腰椎退变导致的关节退变因素，年龄、肥胖、致炎因子等被接受的致病因素等。

但是由于解剖结构不同，两者表现出来的病情特点有差异。比如股骨头的血供特点决定了其囊变的概率相对于膝关节较高一些，由此出现的塌陷率也较高。股骨头与髋臼病变的差异，和膝关节的胫骨髁与股骨髁病变的差异是一致的。因此，临床上有股骨头坏死与髋关节骨关节炎的差别，膝部病变有骨关节炎与类风湿性关节炎等差别，其实这种差别主要是致病因素和病程的差别。因此，对髋、膝疾病，认识其致病因素和区分其病程阶段是很重要的。这是作者致力于研究骨关节炎病因学的意义所在。

明确髋、膝关节有共同致病因素及病理变化后，我们来看看两者功能的互相影响问题。显然，两者由于解剖结构不同，运动损伤的概率不同，并且由于腰椎间盘突出每个节段退变的程度不同，由此引起的对髋、膝关节的影响不同，因此髋关节和膝关节出现退变的先后次序是不同的，但是一个关节出现退变，必然引起另一个关节的功能异常，从而加重其退变，造成另一个关节的骨关节炎。因此说髋关节骨关节炎或股骨头坏死是膝骨关节炎的致病因素之一，反之亦然。

这种因关节之间病变互相成为致病因素的情况，被简单地表述为关节间的代偿。这可以进一步帮助我们认识各种关节炎的致病因素，比如跖趾关节的致病因素。关节间的代偿也有助于中医对关节炎的理疗，比如膝关节病变，可对髋、踝关节进行推拿等。

第七节　颈椎病对膝骨关节炎的影响

颈椎病主要影响的是上肢功能，按照前文作者提到的腰椎间盘突出症对膝关节功能的影响机制，颈椎的退变可以影响肩关节和肘关节功能，甚至影响各个指间关节的功能。上肢关节退变疾病主要有肩周炎、肘关节骨关节炎、指间关节骨关节炎等。总体来说，上肢关节的骨关节炎的就诊率很低。出现这种上下肢体关节功能退变差异的主要原因是负重，而不是颈椎及腰椎的退变差异性。探讨颈椎退变对上肢关节的影响，很自然就会产生这样的认识：指间关节骨关节炎（多指关节骨关节炎）的发病因素与颈椎病有关。这种指间关节骨关节炎多发生于女性，以前临床上多诊断为类风湿性关节炎。随着生活水平的提高以及临床医疗条件的改善，目前临床上多诊断为指间关节骨关节炎。这是因为引发类风湿性关节炎的主要致病因素，即免疫源性致病因素有所减少。而免疫源性因素减少主要与感染减少有关，也就是与抗生素的应用及生活条件改善后免疫力的提高有关。

同样，在认识到颈椎退变对指间关节骨关节炎的致病作用后，可以认识到肩周炎也与颈椎的退变有必然的联系。因此在诊断肩周炎的病人时，除了认识到肩关节的肩袖结构损伤的致病机制外，也要认识到颈椎退变对肩周炎的影响。并且在粘连性肩周炎病人中，颈椎病的致病作用更大。也就是说，在治疗肩周炎时，要充分考虑颈椎病的致病因素，及时合理治疗是提高颈椎病疗效的方法。比如在颈椎部位应用针灸、拔罐、推拿或正骨等方式理疗肩周炎。目前临床上治疗肩周炎应用颈通颗粒有效果，这也支持了颈椎病对肩周炎的致病作用。

探讨上肢关节骨关节炎的发生与颈椎病的关系，可以进一步理解腰椎间盘突出症对膝关节功能的影响机制。同时，颈椎病除了影响上肢关节功能外，对下肢关节的功能也会产生影响。

颈椎病通过全身血循环和下肢局部神经功能影响下肢关节功能。

在膝骨关节炎的发病机制中，血循环障碍是其中心环节，各个致病因素都是通过这个中心环节起作用。交感神经型和椎动脉型颈椎病人，主要都是影响植物神经功能和全身血管功能，最终影响膝关节的血循环。在这种血循环的影响机制中，还要考虑到颈椎病对消化道功能的影响。由于消化道的植物神经中枢在颈椎部位（部分副交感神经中枢在骶髓节段），颈椎的退变，必然影响消化道功能和人体对营养元素的吸收。而营养元素的吸收率下降，通过血循环机制，导致相应关节的营养吸收功能下降，如同骨质疏松症病发一样，必然出现关节的退变加速，因此必然较早地出现关节的功能异常。在这种退变的基础上，再合并其他致病因素，必然导致骨关节炎的发生。

颈椎病对消化道有影响，而消化道功能影响人体的全身健康。目前，临床上几乎所有病人都有胃部问题，比如饱胀不适等。但是有些病人有严重的症状，比如上腹部疼痛等，这表明致病因素增加了，比如伴有颈椎退变。神经生理学研究证实，颈椎压迫神经后，本来是颈椎管内神经根受刺激，这个神经感觉却是它的支配区有问题，也就是感觉支配区疼痛。这种疼痛属于内脏反射痛。作者观察发现，这种内脏反射痛明显与颈部活动有关。颈椎没有侧弯或半脱位，神经根受压轻，患者就会感觉腹部不适减轻，反之，患者就会感觉胃部疼痛加重。这种腹痛反复的感觉，本身就提示可能与颈椎有关。因为胃炎是持续的、不能主观控制的，属于植物神经功能控制，但是人体可以控制颈椎活动，让颈椎保持在合适体位，这样可以减轻神经根压迫，腹部症状也就人为减轻了，这就是针灸及推拿起作用的原因。当然，减少颈椎压迫的合适位置不是很好掌握，半脱位容易复位，但很难维持住，并且假如颈椎压迫神经根很重，那么减少神经根压迫的位置和方法就很难获得，因此，保守治疗效果就很差。而目前没有因为胃肠道症状选择手术治疗颈椎病的临床病例。但是颈椎病导致的胃肠道病症的临床现象是肯定存在的，这是值得骨科和消化科大夫进一步研究的课题。

脊髓型颈椎病主要表现为相应节段以下的神经功能异常，下肢运动不稳，如有踩棉花感、疲劳感等，甚至有椎管狭窄症的表现，因此必然导致下肢关节的运动损伤概率增加。而运动损伤是导致膝骨关节炎的直接因素，是目前最常见的致病因素。这种神经功能异常导致的局部损伤就是颈椎病影响下肢关节退变的另一个机制。

明确了颈椎病是通过血管和神经因素影响下肢关节的退变后，在治疗骨关节炎时就要及时进行颈椎病的排查工作。合理保护颈椎是治疗下肢关节骨关节炎的方法之一。

第八节 脑血管疾病对下肢关节功能的影响

由于颈椎病影响的是下肢中枢神经，而大脑是更高一级的神经中枢，因此脑血管疾病也必然影响下肢关节的功能。如同颈椎病一样，都是通过血管和神经因素影响下肢关节的退变。

比如一个脑梗死病人，其左侧肢体功能恢复不佳，肌力较对较弱，就会出现同侧膝关节的退变。这种退变可以是损伤概率增多所致，也可以是神经营养下降所致，这两种机制其实就是血管和神经在起作用。而如果出现严重的脑梗死后遗症，病人的关节出现的退变就更严重，也进一步反证神经功能对关节功能的影响是多么重要。

既然认识到中枢神经对关节功能有影响，应用医学理论和哲学理论，就可以反推关节功能对腰椎有影响，而腰椎对颈椎产生影响，颈椎又对大脑中枢产生影响。因此一个患颈椎病的病人，必然出现大脑功能的异常，也就是颈椎病导致的大脑中枢退变，其实质就是相应区域的脑动脉硬化和局部的脑梗死。既然理解到这个程度，也就认识到，患脑梗死的病人必然伴有颈椎的退变，出现偏侧肢体感觉障碍和运动障碍。作者认为，脑梗死的诸多致病因素中可能有颈椎的退变。这种颈椎病与脑梗死互相为致病因素的理论，符合哲学辩证法，也符合现代医学发展建立起来的解剖学知识及病理生理学知识。这种理论对临床上防治脑梗死有意义，也对提高颈椎病的诊治水平有意义。作者积累了很多临床上颈椎退变与脑梗死关系的影像学资料，发现它们之间确实有相关统一性。这些病例支持了颈椎病与脑梗死互为致病因素的理论。图18是一个病人的颈椎病与脑梗死的MRI表现。

讨论颈椎病与脑梗死互为致病因素，主要目的是探讨颈椎和脑梗

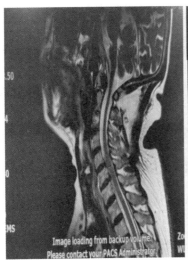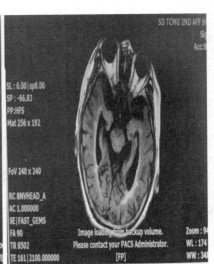

图 18

死对下肢关节骨关节炎的影响。这种影响主要是通过血管和神经因素影响下肢关节的退变。因此，防治颈椎病和脑功能退变可以通过提高下肢关节骨关节炎的功能达到治疗效果。这种认识符合中医临床实践中利用针灸、刮痧、放血等各种理疗措施治疗骨关节炎的要求。通过对膝骨关节炎致病因素中关于中枢神经作用的研究，可以理解中医功法对人体健康的作用。

作者曾有缘参加过上海市中医药大学附属曙光医院詹红生教授关于通过学练功法治疗膝骨关节炎的学习班。詹红生教授提出功法可以放空心灵、改善肌力等，尤其是倒卷肱和搂膝拗步两个功法可以很好地锻炼膝骨关节。而作者推荐给病人治疗膝骨关节炎、腰椎间盘突出症、颈椎病的步法与詹红生教授推荐的功法是一样的。由于上述三种疾病有内在的、互为致病因素的关系，作者把这样的病人诊断为"骨科三联病"，把这种步法称为"金刚三连步"。

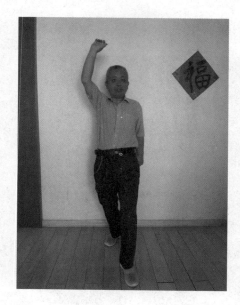

图 19

第四章

各种致病因素协同是引发膝骨关节炎的主要机制

前文探讨了导致膝骨关节炎的各种致病因素，主要总结为：腰椎间盘突出症导致的神经源性因素，免疫复合物沉积导致的无菌性炎症（定义为免疫源性因素），代谢异常导致的结晶体沉积或局部微循环障碍（定义为代谢源性因素），关节内及周围损伤造成膝关节创伤性炎症（定义为关节损伤性因素）。这些因素互相影响，互相作用，互相累积，共同成为膝骨关节炎的致病原因。

腰椎间盘突出症导致的神经源性因素，主要通过神经营养障碍致使神经支配区的组织退变机制和神经协调能力下降导致运动损伤机制出现，促使膝关节发生初期的炎症。腰椎间盘突出症对膝骨关节炎的影响是潜在的、间接的、基础性的。这是理解膝关节退变发生的基础。这种初期的退变或损伤，表现为局部无菌性炎症，也就是局部的微循环障碍。

免疫源性因素主要通过微循环起作用，微循环形成免疫复合物的沉积，也就是局部血栓，因此，可以把微循环障碍看作膝骨关节炎发生的中心环节。这种微循环障碍其实就是局部血循环瘀滞，而瘀滞的血循环更易产生免疫复合物沉积，出现血循环障碍。这种免疫复合物沉积和血循环障碍的互相促进，类似正反馈作用，作者把这种现象定义为几何级累积效应。

这种累积效应可以用于解释临床上的炎症发生现象，也可以用于治疗免疫源性疾病，比如肾病综合征或肾炎综合征。研究认为，这些肾病或肾炎综合征患者的肾脏均发生了免疫复合物的累积，采取转移累积效应部位的方法，让结肠发生损伤、内免疫复合物沉积于结肠，这样肾脏发生免疫复合物沉积的概率就会下降，有助于肾功能的恢复。

这种转移累积效应部位治疗疾病的方法不仅符合哲学认识，也符合现代医学理论和现代医学实践。邵增务医师曾开展注射性儿童臀肌挛缩症臀肌组织沉积免疫复合物的研究，发现免疫损伤在儿童臀肌挛缩症的发病机理中起重要作用。这个研究的底层机理就是损伤部位更容易产生免疫复合物的沉积，这也是免疫复合物沉积的第一个特点。而学者朱吉莉曾开展紫癜性肾炎95例病理类型与临床的相关性研究，结论是过敏性紫癜性肾炎（单纯的IgA沉积）患儿的病理改变较轻，而IgA+IgM沉积与IgA+IgM+IgG沉积的病理改变则较为严重，这种现象的底层逻辑就是免疫复合物沉积的几何级数累积效应，这是免疫复合物沉积的第二个特点。这两个特点类似正反馈效应，决定了通过诱导损伤来治疗免疫复合物沉积的方法是可行的。

下面是作者本人在工作学习过程中，认识转移累积效应部位应用于治疗免疫源性疾病的过程。

作者工作不久后，一个老家的亲戚让作者帮他写一个关于治疗肾炎的中药方子的专利申请书。这个方子是家传秘方，用于治疗肾炎综合征和肾病综合征，老家的很多病人用药后，肾病很快治愈，但病人都遗留有慢性结肠炎的症状。当时作者没有认识到它们之间的关系，但一直对病人出现慢性结肠炎症状的原因及机理充满疑惑，对治疗方剂中应用两味有毒药物充满不解。

后来，作者在研究膝骨关节炎的免疫因素时发现，越是有损害或炎症的组织，越容易出现免疫复合物沉积，并且沉积部位更容易出现免疫复合物的进一步沉积，这是个几何累积过程。作者经思考认为，在一个有脏器病损的人体里，出现局部免疫复合物沉积，可诱导人体在一个相对不重要的器官，出现新的组织损害或炎症，免疫复合物就可能沉积于此，从而帮助原先受损害的组织修复。这就是通过转移累积效应部位来治疗疾病的机理。

这个治疗肾炎的方子主要应用了蜣螂和巴豆两味中药，而这两味药都是损害肠黏膜的有毒药物。按照中医观点，一冷一热两种药物共同作用，是导致结肠损伤的主要原因。这个方子的目的就是通过引发结肠黏膜的损伤，帮助原先的肾病好转或痊愈。

转移累积效应部位治疗疾病的理论可以解释临床上很多现象，比如皮肤痣或皮炎对内脏器官的保护作用，皮疹的出现可减少内脏器官的免疫沉积，从而起到保护内脏器官的作用。转移累积效应治疗疾病的理论也可以用于解释浮针、针灸等理疗方法的治疗机制。

代谢性因素也通过微循环起作用，同时与结晶体沉积导致的直接

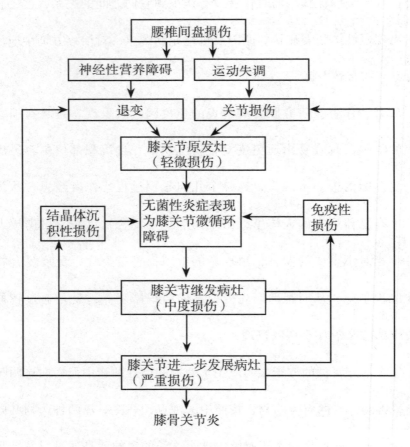

图 20　多致病因素协同致病的基本机理图示

破坏有关。结晶体的沉积显然与血液瘀滞和重力作用有关。比如，痛风易发生于第一跖趾关节，这也进一步提示结晶体沉积与免疫复合物沉积相似。足底负重是由跟骨与第一、第五跖趾关节构成的三角形支架来完成。由于中心负重比周围负重更多，因此第一跖趾关节更容易损伤或劳损，出现炎症、血循环障碍和结晶体的沉积，这进一步提示血循环障碍在骨关节炎发生过程中的作用。

关节损伤是导致创伤性骨关节炎的直接因素，损伤就是局部炎症，出现局部血循环障碍。

单一的因素对关节的影响小，而多个因素对关节的影响就会形成累积效应，并且这些致病因素互相影响。因此，各因素协同致病是骨关节炎发生的机理。

第五章

膝骨关节炎的主要治疗方法

第一节 去除腰椎间盘突出症导致的神经源性因素

第一，改善神经营养，促使神经支配区的组织退变得到改善。应用弥可保、果糖二磷酸、吡拉西坦、脑蛋白水解物、能量合剂，比如极化液等。

第二，促进神经协调能力改善，减少运动损伤机会。主要是协调运动锻炼，比如双手交替运动、下肢跟膝胫锻炼、金刚三连步等。

第三，积极治疗腰椎间盘突出症，主要有保守治疗和手术治疗。具体治疗方法可以参照腰椎间盘突出症的治疗指南。

第四，合理锻炼，保护腰部，防止腰椎间盘突出的复发。主要锻炼方式有平板支撑或俯卧撑锻炼、单杠锻炼、腰椎拉伸锻炼、改造的八段锦锻炼等。

第五，按照LSNV理论，采取合理的手术方式治疗髋、膝和踝部疾病。

第二节　去除免疫因素

一、积极治疗细菌或真菌感染

机体任何部位的感染都会出现免疫复合物的沉积，因此对膝骨关节炎病人来说，除了重视关节病变的检查，还要注意全身的检查和回顾，对怀疑可能合并感染的部位及时、科学地检查。若明确感染存在，应采取合理治疗，尤其是抗生素的选择，这是提高治疗膝骨关节炎效果的重要方面。

二、合理治疗病毒及其他感染

目前，医学界认为对病毒感染没有特效药，但是临床实践证明，中药对病毒感染是有效果的。因此，对确定合并病毒感染或寄生虫感染的病人，合理应用中草药治疗有很好的治疗效果，如加减四妙丸的应用等。

三、采用转移累积效应部位法

膝关节发生免疫复合物沉积出现反应性关节炎表现时，除了去除产生免疫复合物的因素，如应用抗生素治疗关节外的细菌感染等之外，还要考虑人为造成新的损伤部位，使免疫复合物沉积在新损伤部位，从而改善关节功能。这种方法就是转移累积效应部位法或者称转移沉积部位法，包括针刀、浮针等治疗方法。这种方法可以在体内自然发生，也就是当出现新的病灶时，原来的病灶反而减轻或愈合。转移累积效应部位的理论可以解释临床上的很多病理现象，比如肿瘤的转移等。

四、重视药物过敏或其他物质过敏对机体的危害

过敏不是单纯个体差异的结果，是各种致炎因素累积的结果。因此对有过敏现象的病人，首先要明确各种致炎的因素，比如合并病毒感染、下肢静脉血栓形成等。这些合并因素去除后，病人对某些物质过敏的现象也就消失了。按照过敏是炎症累积致质变的理论，积极治疗合并的炎症的方法可以治疗过敏性疾病。此理论也可以解释临床上

的各种过敏现象，比如对某物质有时候过敏，有时候就不过敏。这些临床现象也进一步支持过敏是累积炎症发生质变的结果。目前，作者的研究已经证明，下肢静脉血栓是一种炎症，与过敏有关联，很多膝骨关节炎病人长期合并有下肢的静脉血栓。因此，合理治疗血栓和过敏是治疗膝骨关节炎的方法之一。而目前临床上治疗过敏的药物多数都有改善血循环的作用，比如西替利嗪、敏使朗等。这种过敏导致骨关节炎的认识也与血循环障碍导致骨关节炎的认识是一致的。

第三节　控制代谢因素

一、　治疗痛风

痛风是代谢酶异常疾病，主要与尿酸合成酶和黄嘌呤氧化酶有关。治疗痛风的方法除了控制饮食外，还有应用中草药治疗。作者认为，三焦不畅、脾肾虚弱为痛风发病的主要机制。临床实践验证，采用中草药方剂结合饮食控制可以完全治愈尿酸代谢异常，对有痛风因素的膝骨关节炎病人有明显的治疗效果。方剂如下，方一：薏苡仁、芡实、茯苓、车前子、白术和肉桂。方二：苍术、南星、川芎、白芷、当归和黄芩。上肢症状者，加羌活、桂枝、桔梗和威灵仙；下肢症状者，加牛膝、防己、木通和黄柏。

二、治疗糖尿病

糖尿病和高脂血症都是影响全身的疾病，是目前内科主要面对的疾病。多年的研究及临床实践，已经使内科医师获得了成熟的经验。作者的经验是，骨关节炎合并糖尿病的病人，首先应区分体型是消瘦还是肥胖，前者是胰岛素分泌不足、胰腺功能细胞衰竭所致，后者胰岛素分泌功能基本正常，只是病人摄入过多的食物，使胰岛素分泌相对不足。这两类病人治疗的重点是不一样的，选用的药物和理疗方式也是有差别的。

三、治疗其他代谢异常疾病

理论上，机体还有很多代谢异常的疾病存在，只是临床研究少、诊断率低，因此在面对疾病时，要充分考虑代谢因素造成的影响。目前，临床上开展的微量元素对疾病影响的研究，可以提高我们对代谢性疾病对膝骨关节炎影响的认识。按照体内磷和硫元素是竞争关系的理论，作者特别重视磷和硫元素的药理作用，并聚焦与其相关的二价金属离子（如钙、锌、铜、铁、镁等）的作用，目前主要研究唑来膦酸、硫酸羟氯喹片、硫唑嘌呤对骨关节炎的作用。

第四节 积极治疗膝关节损伤

一、半月板损伤

判断半月板损伤部位及程度对自愈及手术治疗很重要。半月板损伤有一部分是难以自愈的，这部分损伤多采用手术治疗。目前，半月板损伤的手术治疗效果有了很大提高，对防治骨关节炎有很大帮助。

二、前后交叉韧带损伤

目前，对交叉韧带的断裂都主张采取手术修复治疗的方式，比如前后交叉韧带的重建手术。这种手术已很成熟，对这类病人的康复十分有利。但是，临床上有很多病人出现交叉韧带的部分损伤，比如前内束断裂，而这些病人多没有接受手术治疗，甚至没有被诊断，因此

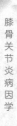

我们要重视交叉韧带损伤的诊断，及时给予治疗，以预防骨关节炎的发生。

三、内外侧副韧带损伤

内外侧副韧带损伤是常见损伤，有部分损伤和全部断裂之分。对于有部分损伤的，目前多采取保守治疗。对于内侧副韧带断裂处位于中部或上部的，也主张采取保守治疗。对于下部断裂的韧带，主张采取手术治疗。对于外侧副韧带断裂，目前多主张手术治疗。但是在临床实践中，部分医生对韧带损伤的后果认识不清楚，多数病人不就诊或就诊后采取保守治疗，后果就是膝关节功能下降，耐受运动能力下降，反复出现关节炎症状，最终造成骨关节炎。

四、软骨损伤

关节软骨损伤在临床上常见，目前很多学者把软骨损伤归结为骨关节炎的主要病因或直接病因。目前研究软骨再生的条件是临床重点，也是保守治疗膝关节炎的有效理论基础。作者研究认为，去除致病因素是软骨再生的条件之一。目前，关节腔注射及富血小板血浆（PRP）治疗都是基于软骨修复条件研究的措施。尤其是关节腔注射治疗，注射药物的选择和搭配是研究的重点，比如复方骨肽、苯甲环酸等就有很好的治疗效果。

五、髌骨支持带损伤

目前在临床上，髌骨支持带损伤得到诊断和合理治疗的病人较少。医生首先要提高对此损伤的认识，其次要有积极治疗这种损伤的态度，采取的主要方法分为保守治疗和手术治疗。

对膝关节损伤的保守治疗是一致的，主要有合理制动、合理锻炼，合理的康复理疗措施，以及应用促进炎症吸收中成药等。合理应用非甾体类消炎镇痛药很重要，否则会对创伤的愈合有不良影响，这方面的经验需要临床医师重视。

第五节　积极治疗下肢合并疾病及
骨质疏松症

下肢的疾病很多，比如第一跖趾关节炎、距骨坏死、股骨头坏死等，需要专科医师给予合理治疗，防止出现下肢疾病对膝关节的影响。治疗骨质疏松症是骨科医师面临的常见问题，也是老年医学的主要研究问题，其治疗方法参见其治疗指南。

目前，很多有膝骨关节炎的病人应用治疗骨质疏松症的药物唑来膦酸治疗后，病情明显缓解。同时，应用促进骨折愈合的药物来治疗骨关节炎也有较好效果。

第六节　积极治疗颈椎病，
促进脑功能恢复

目前临床上对于颈椎病对下肢功能的影响关注不多，并且由于颈椎解剖结构的特殊性，目前手术治疗只能解决对患者造成功能障碍的一小部分因素，因此颈椎病的手术适应症是很窄的。目前手术治疗主要应用于脊髓型颈椎病和部分神经根型颈椎病，因此通过治疗颈椎病来防治下肢关节的骨关节炎的方法不容易被接受。但是预防颈椎病的加重是提高下肢关节骨关节炎治疗效果的方法之一，比如行金刚三联步锻炼就是通过预防颈椎病的加重，来达到防治下肢膝关节骨关节炎进展的目的。

目前临床上治疗中枢神经功能障碍的药物也可以治疗骨关节炎，

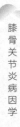

并且有较好的效果，这进一步支持了中枢神经功能障碍（包括颈椎病造成的中枢神经功能异常）对下肢关节骨关节炎有影响的推论。这类药物很多，比如扎冲十三味丸、通心络、颈痛颗粒、银杏蜜环口服液等。

目前促进脑功能恢复的药物主要是抗凝类药物，这些药物在治疗脑血管病的同时，也促进下肢功能的改善，从而达到治疗膝骨关节炎的目的，因此可以合理应用抗凝药来治疗膝骨关节炎。

第七节 多因素协同致病的临床应用

我们在此讨论一下多因素致病的后果。2006年9月至2009年5月，作者根据56例未行全膝关节置换术的骨关节炎患者的临床表现、体征和影像学等辅助检查结果，诊断其全部为原发性膝骨关节炎。诊断标准如下：①根据查体所见怀疑有关节内损伤，可行MRI检查；确定有无半月板和交叉韧带损伤，有半月板损伤、交叉韧带松弛或游离体形成者，确定为有关节内损伤致病因素；②根据病史及查体结果，有反应性关节炎表现，结合CRP（C Reactive Protein）、ASO（Anti-Streptolysin O）和RF（Rheumatoid Factor）检查异常，确定免疫损伤是致病因素；③化验血尿酸，血尿酸大于400μmol/L或有典型痛风发作者，确定代谢异常所致结晶体沉积为致病因素；④病史有腰痛和下肢放射痛者，行腰椎CT或MRI检查，或者阅读既往腰椎CT或MRI

检查，确定合并腰椎间盘突出症，确定腰椎间盘突出所致的神经障碍是致病因素。在这56个病例中，完成致病因素综合治疗和随访两年的KOA病人共有50例，其中确定单一关节内损伤为致病因素1例，单一免疫损伤致病因素3例，单一代谢异常所致结晶体沉积损伤1例，腰椎间盘突出症导致的膝关节神经障碍损伤3例，腰椎间盘突出症导致的膝关节神经障碍损伤和免疫损伤两个致病因素11例，腰椎间盘突出症导致的膝关节神经障碍损伤和关节内损伤两个致病因素18例，腰椎间盘突出症导致的膝关节神经障碍损伤、关节内损伤和代谢异常所致结晶体沉积损伤三个致病因素6例，腰椎间盘突出症导致的膝关节神经障碍损伤、免疫损伤、代谢异常所致结晶体沉积损伤和关节内损伤四个致病因素7例。确定：①关节内损伤的因素在26例KOA患者中出现，有5例采取关节镜清理术；②免疫损伤致病因素在27例KOA患者中出现，有5例行抗生素治疗2周；③代谢异常所致结晶体沉积损伤因素在14例KOA患者中出现，全部行抗痛风治疗，并控制饮食；④腰椎间盘突出症所致的神经障碍损伤因素在45例KOA患者中出现，全部行严格卧床、抗骨质疏松、被动锻炼等方法治疗2周（腰椎间盘突出症保守治疗方法）。其中42例患者均确定有两个以上致病因素，7例患者四个致病因素都存在。对有多致病因素的病例，采用联合致病因素治疗，所有病例入院治疗时都应用活血类中药（如红花黄色素）治疗，其中有9

例患者行玻璃酸钠关节内注射，15例疼痛严重者行口服尼美舒利5天后停用，所有患者都配合应用膝关节主动和被动功能锻炼（如金刚三连步）4周。

十多年前研究的这些病例提示作者，病人存在的致病因素越多，越容易出现严重的膝关节退变，患者病情越重，越需要采取积极治疗。近年来，随着病例的增多和研究的深入，作者对活血类中药治疗作用有了进一步认识。

首先，活血化瘀是中医学上的概念，以前主要是中药学里对药物治疗作用的阐述，主要剂型有煎剂、散剂等。随着现代医学和药学的发展，出现了中药提取剂或萃取剂，甚至出现了现代植物药的概念，开始将静脉注射或肌肉注射应用于临床治疗。这些中药提取剂或萃取剂按照现代药学概念表述为抗凝药。因此，这两种概念至少是有相似性的。抗凝概念是基于对凝血机制的研究提出来的，并且抗凝的药物主要在心脑血管病科应用，比如冠脉支架术后病人应用二联药物治疗，包括抗凝药和抗血小板药物。

基于骨关节炎发病的中心环节是血循环障碍的认识，骨科应用抗凝药物治疗有很好的效果，尤其是红花黄色素药物的应用。而且内科大夫在治疗内科疾病应用这些药物时，病人也会出现骨关节疼痛减轻的情况。这些病人的变化支持了作者提出的血循环障碍是骨关节炎发病的中心环节的观点。

但是，抗凝药物的作用有正反两个方面：正面作用是促进微循环障碍的再通，改善血循环，减轻溶栓；副作用是会引发出血加重，导致局部炎症加重，疼痛加重。作者在临床上遇见过多例应用抗凝药物引发膝关节内出血，致骨关节炎加重的病例。这就属于药物性致病因素，或者称医源性致病因素，需要给病人减少甚至停用抗凝药物。作者曾经考虑给一位关节内出血的病人采用关节镜治疗，可是病人在停药后的保守治疗中恢复很快，一周便出院了。

抗凝药物可以导致局部骨质疏松。其机制就是抗凝药物过量引发某个损伤部位出血，比如关节或腰椎椎体。而反复的出血和吸收，必然引起局部炎症，假如没有足量的骨质沉积，必然出现骨质疏松。因此，抗凝药物是导致骨质疏松的因素之一。这些抗凝药物多属于酸性药物，酸性药物有利于钙溶解，不利于钙沉积，因此出现局部骨质疏松就是抗凝药物应用的副作用之一。抗凝药物应用广泛，是否与现在骨质疏松症多发有一定的关系呢？理论上是有关系的，但是抗凝药毕竟有改善血循环的作用，适量应用还是必需的。这为合理应用抗凝药物提供了理论支持，同时为及时停用抗凝药提供了依据。

关于抗凝药或抗血小板药物对骨关节炎的影响的认识，可以为目前临床上应用PRP治疗骨关节炎提供理论支持。富血小板血浆

（Platet-rich plasma，PRP）是自体全血经离心后得到的血小板浓缩物，其血小板浓度至少高于基线浓度的2倍，含有大量生长因子及蛋白质。将PRP注射于关节腔内可以治疗炎症或促进软骨的修复，临床上是有治疗效果的。其治疗的机理可能是血小板起作用，也可能是生长因子起作用。基于这种认识，在骨关节炎治疗过程中，可以应用或短期应用止血药。但考虑到止血药和抗凝药都有两方面的作用，因此仍需要更多实践的验证。

参考文献

1. 朱大年.生理学［M］.人民卫生出版社，2020，10，9版：296-297.

2. 施桂英，栗占国.关节炎诊断与治疗［M］.人民卫生出版社，2009，4，1版：132-169.

3.Anne M.R.Agur, Arthur F.Dalley.Grant解剖学图谱［M］.金盾出版社，13版.

4. 王唯唯.过敏性皮肤病患者的肠道寄生虫感染［J］，国外医学寄生虫病分册，2003，3（5）：237-238.

5.吕厚山，孙铁铮，刘忠厚.骨关节炎的诊治与研究进展［J］.中国骨质疏松杂志，2004，10（1）：7-22.

6.曾志远，吴家和，陈为义，等.高位腰椎间盘突出症临床特点

［J］.颈腰痛杂志，1994，15（1）：37-39.

7.丁自海，杜心如.脊柱外科临床解剖学［M］.山东科学技术出版社，2008，10，1版：342，486，487.

8.刘建青，沈炳华，曲文庆.高位腰椎间盘突出症［J］.颈腰痛杂志，2001，22（3）：206- 207.

9.宫良泰，许复郁，宋若先，等.免疫反应在实验性游离型腰椎间盘突出自然吸收中的意义［J］.山东大学学报（医学版），2002，40（6）：533-534.

10.高金亮，孙刚，董建文，等.非典型性滑膜炎的诊断与治疗［J］，中国骨与关节损伤杂志，2012-03.

11.谈超，魏伟.骨关节炎的病因研究和治疗的进展［J］.颈腰痛杂志，2002，23（2）：166-169.

12. Spector TD,Hart DJ,Nandra D. Low-level increases in serum C-reactive protein are present in early osteoarthritis of the knee and predict progressive disease［J］.Arthritis Rheum，2002，40：723.

13.申勇，曹俊明，杨大龙，等.高位腰椎间盘突出症的手术治疗［J］.中国脊柱脊髓杂志，2008，18（7）：498-501.

14.马玲，孙涛，赵学军，等.重症骨性膝关节炎的综合治疗［J］.山东大学学报（医学版），2004，42（3）：366-367.

15.侯筱魁.关节内损伤与关节镜技术的进展［J］.中华创伤骨科杂志，2004，6（1）：30-32.

16.高文彬，于苏国，刘希伟，等.腰神经根的应用解剖及CT影像研究［J］.中国临床解剖学杂志，1998，16（3）：231-233.

17.翁习生，任玉珠.骨性关节炎病因研究进展［J］.中华骨科杂志，1996，16（1）：60-62.

18.刘鹏，李英普，林野，等.高位腰椎间盘突出症手术策略［J］.中国骨与关节损伤杂志，2009，24（1）：74-75.

19.陈仲，邵振海，靳安民，等.非特异性腰痛的重要原因——脊神经后支综合征［J］.中华骨科杂志，1999，13（9）：139-141.

20.罗德轩，王达建，王新敏.腰神经后支阻滞治疗腰神经后支损伤引起的下腰腿痛［J］.中华创伤骨科杂志，2004，6（4）：464-464.

21.David J.Mayee.骨科检查评估［M］.人民军医出版社，2007，10，1版：19.

22.丁文元，李宝俊，张为，等.经关节突入路治疗胸椎间盘突出症的疗效分析［J］.中国矫形外科杂志，2005，18（15）：1132-1134.

23.郭亭.关节软骨损伤与修复机制［J］.临床骨科杂志，2003，6

（4）：380-383.

24.高金亮，李建民，孙刚，等.膝骨关节炎与腰椎间盘突出症关系的临床研究［J］.中国矫形外科杂志，2013，21（3）：95-98.

25.宋敏，罗晓.腰椎间盘突出症的分型及临床意义［J］.颈腰痛杂志，2008，29（6）：575-578.

26.张佐伦，孙建民，袁泽农.实用脊柱外科学［M］.山东科学技术出版社，2009，4，1版：149，150.

27.吴闻文，侯树勋，李利.腰椎间盘源性疼痛机理的临床研究［J］.中国矫形外科杂志，2003，11（21）：1459-1462.

28.高金亮，李建民，孙刚，等.根据致病因素制定的综合治疗方案治疗膝骨关节炎［J］.实用骨科杂志，2013，19（8）：705-708.

29.段俊峰，魏征.脊椎病因治疗学［M］.人民军医出版社，2011，10，2版：71，72.

30.宋沛松，孔抗美，齐伟力，等.直腿抬高试验影响因素的逐步回归分析［J］.中华骨科杂志，2003，23（9）：527-530.

31.马远征，胡明，薛海滨，等.腰椎间盘突出症术后失稳的手术治疗［J］.中华骨科杂志，2004，24（9）：354-357.

32.贺宝荣，郝定均，许正伟，等.腰椎间盘突出症髓核的超微结构与临床对照研究［J］.骨科，2010，1（1）：33-36.